TRENTE-SIX OBSERVATIONS

DE

PLAIES PÉNÉTRANTES DE L'ABDOMEN

RÉFLEXIONS QUI EN DÉCOULENT

PAR

Michel MACCARIO

DOCTEUR EN MÉDECINE

———— ✦◗◗◗◗◗◗◈◗◗◗◗◗◗✦ ————

MONTPELLIER

IMPRIMERIE DELORD-BOEHM et MARTIAL

Éditeurs du Montpellier Médical

——

1904

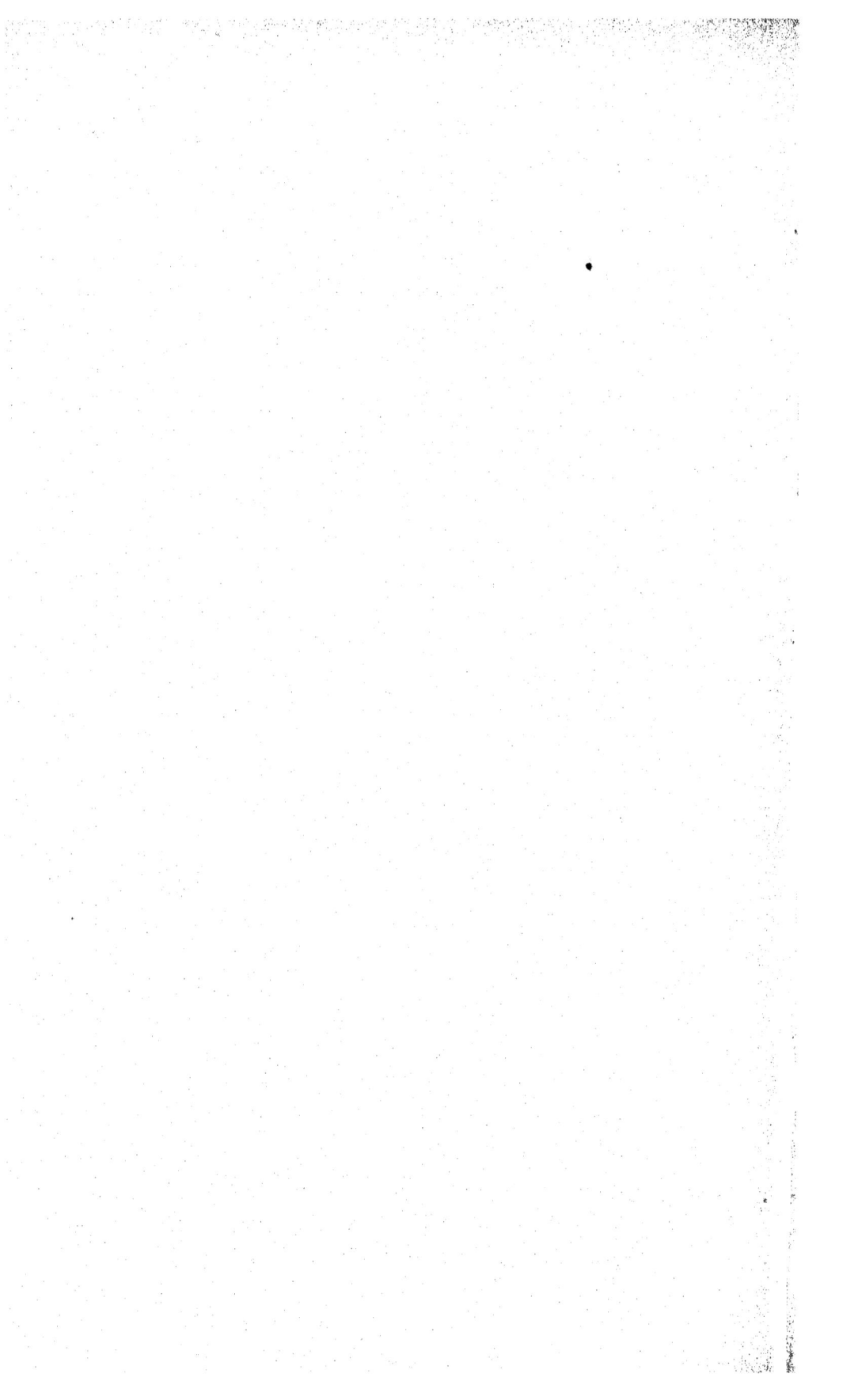

A LA MÉMOIRE DE MES PARENTS

A MA FEMME

Le but de ma vie!

A MA FAMILLE

M. Maccario.

A MON PRÉSIDENT DE THÈSE

MONSIEUR LE PROFESSEUR TÉDENAT

M. MACCARIO.

A MES MAITRES

DE L'ÉCOLE DE MARSEILLE ET DES HOPITAUX

A MES MAITRES

DE LA FACULTÉ DE MONTPELLIER

M. MACCARIO.

A MON CHER AMI

MONSIEUR LE DOCTEUR CAMILLE JUGE

CHIRURGIEN DES HÔPITAUX DE MARSEILLE.

A MES AMIS

M. MACCARIO.

Nous apportons ici un certain nombre d'observations de PLAIES PÉNÉTRANTES DE L'ABDOMEN.

Ces observations, au nombre de **trente-six**, nous ont été confiées par un groupe de jeunes chirurgiens de Marseille qui, par leur situation dans les hôpitau concentrent entre leurs mains la presque totalité des cas de chirurgie d'urgence.

Leur éducation chirurgicale qui, en cette matière, s'est développée dans un sens de large intervention, en même temps que la richesse malheureusement trop grande du milieu marseillais en attentats contre les personnes, tout cela nous permet de présenter un travail sérieusement appuyé sur des faits nombreux et bien étudiés.

L'enseignement qui résulte de ces faits et les beaux succès opératoires obtenus dans des cas quelquefois désespérés sont la meilleure récompense d'une chirurgie active, entreprenante, en même temps que rationnelle.

C'est qu'en effet, l'intervention par la laparotomie systématique et immédiate, pour toute plaie intéressant le ventre, est la règle dans nos hôpitaux, au point que, sur nos **trente-six** observations, nous comptons **trente-deux** laparotomies exécutées dans les quatre heures qui ont suivi l'accident.

Ces résultats sont également la justification, et démontrent l'excellence de la mesure adoptée par la « Commission administrative des Hospices », avec la pleine approbation du « Corps chirurgical des Hôpitaux », mesure qui consiste à désigner pour chaque jour un chirurgien-adjoint de garde, qui, au premier appel téléphonique, accourt prendre le bistouri. C'est là, le service du traitement d'urgence, qui réalise de façon parfaite le *desideratum* le plus impérieux de l'assistance chirurgicale dans une grande ville.

Avant d'entrer dans les détails de notre sujet, qu'il nous soit permis de remercier les docteurs REYNÈS, MELCHIOR-ROBERT, ACQUAVIVA et PIERI, de qui nous tenons les observations qui constituent notre travail, et plus spécialement le docteur JUGE, qui nous a proposé ce sujet, et nous en a inspiré les idées directrices.

Nous sommes heureux de leur exprimer ici, ainsi qu'à tous nos Maîtres des hôpitaux et de l'Ecole de médecine de Marseille, l'assurance de notre vive et sincère gratitude. Nous n'oublierons jamais qu'ils ne nous ménagèrent ni leur temps, ni leurs conseils, pour nous faciliter la rude tâche que nous avions entreprise.

M. MACCARIO.

TRENTE-SIX OBSERVATIONS

DE

PLAIES PÉNÉTRANTES DE L'ABDOMEN

RÉFLEXIONS QUI EN DÉCOULENT

DIVISION DU SUJET

Notre travail se divise naturellement en deux parties.

Dans la *première partie*, figurent les observations, au nombre de *trente-six*.

Chacune d'elles est suivie d'un résumé succinct, dans lequel nous avons cherché à caractériser les particularités qu'elle peut présenter, en même temps qu'à dégager l'idée maîtresse et le plan opératoire que le chirurgien a eu à former.

La *seconde partie* est tout entière consacrée aux commentaires raisonnés de ces observations et à la mise en lumière des enseignements qu'elles comportent sur tel ou tel point de la pathologie et de la thérapeutique.

Le lecteur se convaincra bien vite que nous ne nous sommes nullement proposé de faire étalage d'une vaine érudition bibliographique, tant de fois reprise par nos devanciers, mais simplement de faire œuvre de clinicien avide de s'instruire aux sources mêmes de la science médicale, nous voulons dire : *l'observation*.

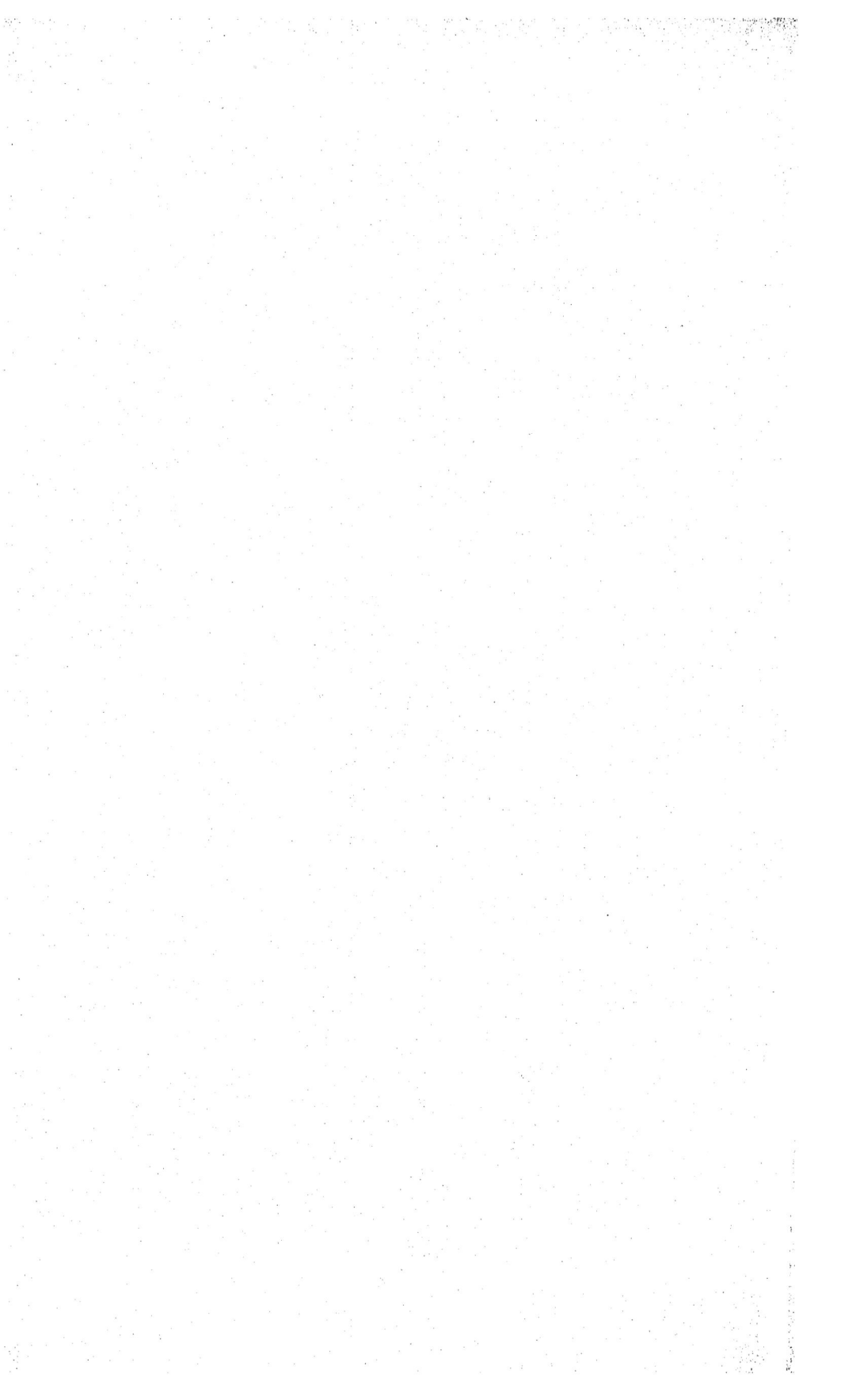

CHAPITRE PREMIER

OBSERVATIONS

CHAPITRE PREMIER

Observations

Observation Première

(Due à l'obligeance de M. le docteur Camille JUGE, chirurgien des Hôpitaux de Marseille)

Plaie pénétrante de l'abdomen par coup de couteau.— Hypocondre gauche. — Sans lésion viscérale. — Hémorragie provenant de la paroi, et se versant dans le ventre. — Laparotomie médiane. — Eviscération. — Guérison.

Homme de 34 ans, journalier, vigoureux, bien constitué, est amené à l'hôpital de la Conception, le 17 novembre 1903, au soir, portant au niveau de l'hypocondre gauche, une plaie produite par un coup de couteau, longue de 1 c. 1/2 environ, donnant lieu à une hémorragie veineuse notable.

Etat général du blessé. — Faciès un peu anxieux, pouls et respiration peu altérés.

Etant donné la possibilité de pénétration, malgré qu'aucun signe particulièrement significatif la révèle, tels que : petitesse du pouls, anxiété particulièrement marquée du malade, issue à travers la plaie d'une partie du contenu abdominal, le docteur Juge se décide à intervenir ; trois heures et demie se sont écoulées depuis le moment où a été porté le coup.

Prudente anesthésie au chloroforme. Incision d'exploration passant par le point même de la blessure, division par couches de la peau et des muscles ; un petit vaisseau de la paroi est lié ; la plaie est manifestement pénétrante, désinfection du trajet à l'eau phéniquée à 50 °/₀₀.

LAPAROTOMIE MÉDIANE. — Le ventre contient une grande quantité de sang, baignant les anses intestinales. Les lèvres de la plaie sont réclinées, le sang est étanché ; malgré tout, on n'aperçoit pas la source de l'hémorragie.

Le docteur Juge se décide à *éviscérer* l'intestin ; de grandes serviettes aseptisées et chaudes sont étalées sur le ventre, et la masse intestinale est couchée sur elles, et recouverte ensuite par plusieurs autres serviettes chaudes et sèches.

Après de minutieuses recherches, on ne voit d'autre source de l'hémorragie qu'un écoulement peu important qui se verse dans le ventre par la face profonde de la blessure. Celle-ci intéresse, en effet, toute l'épaisseur de la paroi abdominale. Débridement de la plaie par sa face profonde péritonéale, et ligature d'une artériole, branche de l'épigastrique gauche.

Tout suintement sanguin s'arrête, le sang est épongé, à l'aide de compresses, dans les fosses lombaires ; l'hémostase paraît complète.

Il est évident que cette artériole de la paroi était la seule source de l'hémorragie.

Réintégration de l'intestin dans l'abdomen, qui se fait sans trop de difficultés ; sutures à trois plans de la paroi, au catgut Repin ou Leclerc n° 2, drainage au crin de Florence. Pansement à la gaze, coton antiseptique ; le tout maintenu par un bandage de corps.

Suites de l'opération. — Excellentes, la température n'atteignit jamais 38°.

La guérison fut complète après quinze jours.

Particularités de cette observation. — Aucun signe révélateur de la pénétration.

Incision d'exploration par la plaie. Hémorragie intra-péritonéale grave, due à la seule lésion d'une artériole de la paroi.

Grande utilité de l'éviscération, pour reconnaître la source de cette hémorragie.

Observation II

Due à l'obligeance de M. le docteur Camille Juge

Plaie pénétrante de l'abdomen par coup de couteau. — Hypocondre gauche. — Plaie de la rate. — Hémorragie considérable dans le ventre. — Laparotomie médiane. — Éviscération. — Splénectomie. — Guérison.

Homme de 25 ans, journalier, travaillant sur les quais, est amené à l'Hôtel-Dieu, le 1er février 1903, au soir, portant, au niveau de l'hypocondre gauche, une plaie longue de 1 cent. 1/2 environ, produite par un coup de couteau, et donnant lieu à une hémorragie externe peu abondante.

État général du blessé. — Bon, le blessé se plaignant à peine. Le pouls est plein et bien frappé, la respiration est normale; il n'y a pas eu de vomissements.

Intervention. — Malgré l'absence des signes cliniques de l'hémorragie, le docteur Juge, soupçonnant la pénétration, décide l'intervention ; elle est pratiquée une heure après l'accident.

Chloroforme prudemment administré. Toute l'antisepsie exigée en pareille circonstance ayant été appliquée, l'opérateur procède au débridement de la plaie, qu'il désinfecte ; examinée attentivement, elle est reconnue pénétrante ; un caillot l'oblitère en dedans.

LAPAROTOMIE MÉDIANE. -- Grande quantité de sang dans le ventre.

Eviscération. — L'épiploon ne forme qu'un vaste caillot. Le sang remplit le ventre, et glisse tout le long des plans déclives que forment maints feuillets du péritoine. L'assèchement de la cavité péritonéale, à l'aide de tampons, permet, après de minutieuses recherches, de découvrir la source de l'hémorragie. C'est une plaie de la face externe de la rate.

Après une tentative inutile de suture, les fils coupant le tissu splénique, le docteur Juge attire difficilement la rate dans l'incision médiane ; il réussit à l'extirper sans recourir à un débridement latéral, après l'avoir pédiculisée par un nœud de Lawson Tait.

Bien lui en prit, car l'examen de la rate, pratiqué, indique que celle-ci a été traversée de part en part, à 2 centimètres du hile, par le couteau, et en supposant que la ligature de la face externe eût été possible, l'hémorragie n'eût pas été, de ce fait, arrêtée.

Toilette du péritoine, tout le sang contenu dans la cavité abdominale est soigneusement épongé à l'aide de compresses ; l'intestin est facilement réintégré dans l'abdomen.

Fermeture du ventre :

Sutures à trois plans, péritoine et plans musculaires au catgut. peau à la soie. Drainage au crin de Florence.

Pansement : gaze coton, légèrement compressif. Durée de l'opération, une heure environ.

Suites opératoires. — L'enlèvement des fils se fit au huitième jour ; quatre ou cinq jours après, il se forma un petit abcès de la paroi, qui, antiseptiquement lavé et drainé à la gaze, mit un mois à se cicatriser : il n'y eut aucune réaction péritonéale, la température fut toujours normale.

Guérison. — Malgré tout, complète.

Particularités de cette observation. — 1° Précocité de l'intervention (40 minutes après la blessure);

2° Absence complète de signes de pénétration, malgré une grave lésion viscérale, et une hémorragie considérable se faisant dans le ventre (pouls plein et fort, faciès à peine anxieux, aucune contracture de la paroi);

3° Friabilité excessive du tissu splénique;

4° Utilité de l'éviscération, pour déterminer la source de l'hémorragie;

5° Possibilité de méconnaître une lésion de la face interne de la rate;

6° Possibilité de faire la splénectomie avec la seule incision de la laparotomie médiane, sans avoir recours nécessairement au débridement transversal, ou même à la résection du rebord costal, suivant la méthode de MOXON et VANWERTZ;

7° Absence de modification dans la composition du sang, faite deux mois après. (Examen cytologique fait par M. le docteur Audibe t.)

Observation III

(Due à l'obligeance de M. le docteur Camille Juge)

Plaie pénétrante de l'abdomen par coup de couteau au niveau de l'hypocondre droit. — Lésion du gros intestin. — Laparotomie latérale. — Guérison.

Le blessé est un homme de 30 ans, navigateur, très vigoureux et fortement musclé.

Frappé, dans la nuit du 13 au 14 juin 1902, d'un coup de couteau dans la région de l'hypocondre droit, il fut immédiatement transporté à l'Hôtel-Dieu, où le docteur Juge, chirurgien de service, le vit à 7 heures du matin.

M 2

On note, à ce moment-là, une plaie longue de 2 cent. environ, siégeant au-dessous des fausses côtes, et en plein muscle droit de l'abdomen.

Pas d'écoulement de sang par la plaie.

État général du blessé. — Assez bon.

La pénétration étant possible, l'intervention est décidée.

Soins antiseptiques préliminaires habituels.

Anesthésie : chloroforme.

Intervention. — Une incision d'exploration, longue de 5 à 6 cent., verticale, et passant par la plaie même, est pratiquée ; les parois de celle-ci sont soigneusement désinfectées à l'eau phéniquée à 50 °/₀₀. Très rapidement, la pénétration est reconnue.

Laparotomie latérale. — Une laparotomie large est aussitôt exécutée, en prolongeant en haut et en bas l'incision d'exploration.

Le coup de couteau a traversé de part en part le muscle droit ; mais, pour ne pas être obligé de le fendre sur une certaine longueur, l'opérateur gagne son bord externe, il le récline en dedans, et arrive ainsi bien vite sur la plaie du péritoine, qui est aussitôt incisé.

Du sang et des gaz s'échappent du ventre, rendant ainsi certaine la blessure d'une anse intestinale ; en effet, on découvre, après avoir éponge soigneusement la région à l'aide de tampons, une plaie longue de 1 cent. environ, siégeant sur le côlon ascendant, tout près de l'angle qu'il forme avec le côlon transverse.

Cette plaie, soigneusement désinfectée, est suturée à deux plans séro-séreux (points à la Lembert).

Exploration attentive de la région, qui paraît n'avoir d'autres lésions.

Toilette du péritoine.

La cavité abdominale est soigneusement désinfectée, le sang est épongé à l'aide de compresses stérilisées.

Fermeture à trois plans de la paroi abdominale, péritoine. muscles et aponévroses au catgut; la peau à la soie; un drainage capillaire, au crin de Florence, est ménagé.

Durée de l'opération : une heure environ.

Suites opératoires. — 48 heures après, le malade fit de l'ictère sans réaction fébrile, qui disparut en peu de jours.

Pas de réaction péritonéale, la température n'atteignit jamais 38°.

Réunion de la plaie, parfaite.

Guérison. - Complète.

Particularités de cette observation — *Laparotomie latérale*, contrairement à l'habitude de l'opérateur, qui fait toujours de la laparotomie médiane. Mais, dans les circonstances, le choix du lieu d'incision fut déterminé par cette considération que l'instrument vulnérant avait dû intéresser le côlon ascendant, et que cet intestin, remarquablement fixe, aurait pu difficilement être amené dans le champ opératoire.

De plus, le procédé employé a permis de pénétrer dans le ventre, en utilisant le foyer de la blessure, tout en ménageant les fibres du muscle droit.

Ce procédé est exactement l'analogue du manuel opératoire, décrit par JALAGUIER, pour l'extirpation de l'appendice à froid (procédé qui ménage l'intégrité de l'appareil musculaire de la paroi antérieure de l'abdomen).

Apparition d'un ictère post-opératoire.

Observation IV

Due à l'obligeance de M. le Docteur Camille Jues.

Plaie pénétrante de l'abdomen par balle de revolver. — Fosse
iliaque droite. — Double perforation en séton du cæcum. —
Laparotomie médiane. — Guérison.

Jeune femme de 28 ans, frappée le 13 juillet 1903, vers
les 6 heures du soir, d'un coup de feu (revolver de moyen
calibre), est conduite à l'Hôtel-Dieu.

Le docteur Juge, prévenu, la voit à 9 heures 1/2 du soir ;
il constate dans la fosse iliaque droite l'orifice d'entrée de la
balle, laissant baver un peu de sang veineux ; tout autour, un
léger hématome. On ne voit nulle part d'orifice de sortie.

État général de la blessée. — Paraît assez bon, le ventre
est souple, peu douloureux, la percussion ne révèle rien
d'anormal ; le pouls, régulier et bien battu, est à 80, la température à 37°, la respiration à 24, il n'y a pas eu de
vomissements.

Malgré cet état général qui, quoique bon, pouvait être
trompeur, l'opérateur, instruit par l'expérience et par de
nombreux exemples, jugeant que la plaie pouvait être pénétrante, décide l'intervention exploratrice immédiate.

Après antisepsie complète de la région, l'anesthésie chlo-
roformique, prudemment administrée, est commencée ; la
malade s'endort très vite, sans excitation aucune.

Incision de 6 cent. environ et verticale, passant par l'orifice
de la plaie, qui est reconnue pénétrante ; celle-ci est soigneusement épongée et désinfectée. — La balle n'étant pas retrouvée, et des lésions viscérales étant à craindre, le docteur
Juge pratique la laparotomie médiane.

LAPAROTOMIE MÉDIANE. — L'intestin grêle est déroulé, sans être éviscéré en masse ; examiné attentivement, on n'y constate aucune lésion. Le peu de sang contenu dans la cavité est de suite étanché. Le cæcum, attiré avec difficulté dans la plaie, présente une double perforation en séton ; la muqueuse intestinale fait hernie, et réalise le bouchon muqueux.

Sutures séro-séreuses à la Lembert.

Toilette du péritoine et de la cavité abdominale, à l'aide de tampons de gaze.

Fermeture de la paroi à trois étages : Catgut, soie, sans drainage.

Suites opératoires. — Réaction péritonéale assez marquée, la température atteint 39°5. Pouls, faible et rapide ; ventre douloureux, vomissements, etc., en un mot tous les symptômes d'une péritonite commençante.

Traitement. — Vessies de glace en permanence sur le ventre, opium à l'intérieur sous forme d'extrait thébaïque en pilules de 0,01 centig. (une toutes les heures) diète absolue, sauf quelques fragments de glace.

5 à 6 jours après, tous les symptômes avaient disparu, la température était revenue à la normale.

La guérison suivit. — La plaie n'avait jamais suppuré, la réunion par première intention avait été parfaite.

Particularités de cette observation. — Le foyer de la blessure siégeait loin de la ligne médiane. La nécessité de s'assurer de la pénétration commandait le débridement de la plaie.

D'autre part, la production de cette blessure par l'arme à feu faisait craindre l'existence de nombreuses perforations, bien loin peut-être de la zone d'exploration que l'on pouvait

créer au niveau du foyer de débridement. Aussi, la laparotomie médiane s'imposait comme moyen de traitement.
Seule, cette incision pouvait permettre de traiter tous les
points de la cavité abdominale. Ce cas est un exemple bien
net du très grand bénéfice que le chirurgien peut retirer,
dans certains cas, de cette double incision (incision d'exploration, incision de traitement).

Il n'y eut pas d'éviscération proprement dite, mais simplement le dévidement sur une certaine longueur de la fin
de l'iléon.

A noter encore l'extrême difficulté d'amener le cæcum
dans la plaie médiane, pour en faire la suture.

Observation V

(Due à l'obligeance de M. le Dr C. Juge)

Plaie pénétrante de l'abdomen par coup de couteau. — Région
épigastrique. — Hémorragie d'une artère épiploïque. — Pas de
lésion viscérale. — Laparotomie médiane. — Éviscération. —
Guérison.

Homme jeune, frappé d'un coup de couteau, dans la région
épigastrique, un peu à droite de la ligne médiane, est transporté à l'Hôtel-Dieu, un soir du mois de février 1903, trois
ou quatre heures après la blessure.

État général. — (N'est pas noté dans l'observation.)

Le docteur Juge, appelé à examiner le blessé, constate une
blessure siégeant un peu à droite de la ligne médiane, et ne
saignant presque pas.

Jugée pénétrante, l'intervention est décidée.

Antisepsie soignée de la région. Chloroforme.

Incision. — Le long de la blessure, et prolongée comme

pour laparotomie médiane : grande quantité de sang dans le ventre, paraissant couler de toutes parts ; au milieu de cette inondation, il est difficile de trouver la source de l'hémorragie ; aussi l'opérateur se décide à éviscérer l'intestin.

Tout le sang contenu dans la cavité péritonéale est soigneusement épongé.

Éviscération. — Aucune lésion viscérale n'est relevée ; l'intestin, vérifié attentivement, ne présente rien : on ne trouve d'autre cause à cet abondant épanchement sanguin qu'une hémorragie d'une artère épiploïque, qu'on s'empresse de lier.

L'assèchement complet de la cavité est pratiqué, la toilette du péritoine est soigneusement faite ; le ventre, examiné, ne contient plus de sang.

Fermeture de la paroi à trois plans, sans drainage.

Réunion par première intention : parfaite.

Guérison. — Sans complications.

Particularités de cette observation. — Plaie pénétrante, mais non viscérale. Grand épanchement sanguin dans le ventre, dû seulement à la lésion d'une petite artère épiploïque. Grande utilité de l'éviscération, qui a permis : 1° de reconnaître immédiatement la source de l'hémorragie ; 2° l'absence de toute autre lésion vasculaire dans le ventre, malgré ce qu'on eût pu croire, en présence d'un épanchement sanguin aussi considérable.

Observation VI

(Due à l'obligeance de M. le docteur C. JUGE)

Plaies pénétrantes et multiples de l'abdomen (par balles de revolver).
— Nombreuses et graves lésions viscérales. — Laparotomie
médiane. — Éviscération. — Mort. — Autopsie.

Jeune homme de 22 ans est apporté, le 25 juin 1902, vers
11 heures du soir, à l'Hôtel-Dieu. Il a été frappé de deux
coups de feu (revolver). L'une des plaies siège sur le ventre,
à peu de distance de la ligne médiane, paraissant avoir
frappé la paroi perpendiculairement ; l'autre se montre dans
la fesse gauche. Toutes deux ont approximativement 8 à
9 millimètres de diamètre.

Le blessé a été frappé 4 heures auparavant.

État général : mauvais, le blessé souffre horriblement ;
il est pâle, la figure altérée, le pouls dépressible, rapide, et
la paroi abdominale fortement contracturée.

Devant la certitude de la pénétration, le docteur JUGE se
décide à intervenir.

Laparotomie médiane. — Antisepsie de la région.

Chloroforme modérément administré.

A peine le ventre ouvert, du sang, des gaz et des matières
intestinales s'échappent en quantité. Évidemment, il y a de
nombreuses et graves lésions viscérales : et devant la nécessité de débarrasser le ventre des matières qu'il contient et
de repérer les déchirures pour les isoler et éviter de nouvelles contaminations, l'éviscération s'impose.

Éviscération. — Exécutée avec méthode, elle permet de
constater les lésions suivantes :

1° Déchirure du mésocôlon descendant et hémorragie d'une branche de l'artère colique ; cette artériole est liée et la brèche du méso aussitôt réparée ;

2° L'épiploon est complètement déchiqueté. La conserva tion de cet organe est impossible et, d'ailleurs, inutile.

Une ligature en chaîne, au catgut, est jetée sur ses insertions, et l'épiploon est réséqué ;

3° *Vingt* perforations de l'intestin, dont beaucoup offrent l'aspect de véritables cratères à bords éversés, et par où s'échappent des matières ; quelques-unes constituent de vrais arrachements à lambeaux flottants et noirâtres. Cette dernière lésion a dû être produite par la balle prenant l'intestin en écharpe.

Au cours des manipulations on trouve, dans le cylindre intestinal, les deux balles: ce sont des *balles blindées*.

On procède ensuite à la toilette de la cavité abdominale à l'aide de tampons aseptiques et absorbants.

L'intestin, dans ses portions saines, est soigneusement essuyé, lavé à l'eau stérilisée et réintégré ensuite dans le ventre. Au-dessus de lui et pour le protéger, une grande compresse aseptique et chaude est étendue.

Restent donc au dehors les zones lésées de l'intestin. Une à une, chaque perforation est isolée et traitée, pendant que les autres sont couvertes de compresses, pour éviter autant que possible la contamination du champ opératoire.

De ces perforations, 8 sont oblitérées par la suture à double étage (séro-séreuses ou bien en surjets à points d'arrêt).

Les 12 autres perforations sont tellement rapprochées, la perte de substance est tellement large, que leur oblitération par la suture réduirait à rien la lumière du cylindre intestinal: aussi la résection s'impose en deux points différents de l'intestin.

Les segments réséqués mesurent respectivement l'un 8 centimètres, l'autre 10 centimètres.

Technique opératoire. — La technique de ces entérorraphies a été la suivante : Deux plans de suture, le premier, surjet à point d'arrêt, fil perforant, suivant la technique employée par Terrier et Hartmann, dans la Gastro-Entérostomie, et décrite par ces auteurs sous le nom de *Suture hémostatique*[1].

Toilette soigneuse du péritoine et de la cavité abdominale.

Fermeture de la paroi à 3 plans.

Péritoine et plan musculaire, catgut

Peau, soie.

Drainage à la gaze stérilisée.

Durée de l'opération, 3 heures.

Mort, 24 heures après.

Autopsie pratiquée par M. le docteur Dufour, médecin légiste :

1° Peu de réaction péritonéale : aucun épanchement dans la cavité abdominale ;

2° Aucune perforation n'a passé inaperçue, au cours de l'opération;

3° L'un des côtés de l'intestin, limitant le point de la résection, paraît congestionné sur une certaine étendue, comme si, dans la résection du coin mésentérique, quelque veine mésaraïque eût été pincée par la suture.

D'ailleurs, sutures simples ou sutures de l'entérorraphie sont parfaitement étanches;

4° Congestion pulmonaire intense et double, probablement infectieuse, à laquelle le malade paraît avoir succombé.

[1] F. Terrier et H. Hartmann ; Chirurgie de l'estomac (1899).

Particularités de cette observation. — Intervention quatre heures après la blessure.

L'un des coups de feu, frappant le malade à la fesse gauche, a pénétré dans le ventre, après avoir traversé les muscles fessiers et l'os iliaque.

Puissance de pénétration considérable des nouvelles balles blindées.

Symptômes très accusés et graves, notamment contracture de l'abdomen, en rapport avec les nombreuses lésions de l'intestin.

Utilité de l'éviscération, qui a permis de ne pas laisser échapper une seule des *vingt* perforations de l'intestin grêle.

Observation VII

(Due à l'obligeance de M. le docteur C. Juge)

Plaie pénétrante de l'abdomen par balle de revolver. — Nombreuses perforations intestinales. — Laparotomie médiane. — Eviscération. — Mort.

Homme de 25 ans, taillé en hercule, est amené à l'Hôtel-Dieu, le 14 mai 1904, au soir, le ventre percé d'un coup de feu revolver, dont il a été frappé trois heures et demie auparavant.

État général du blessé. — Ce malade (un véritable bandit, à la face sinistre souffre beaucoup; la paroi abdominale est contracturée, la face est altérée, le pouls, petit, rapide; vomissements.

Le docteur Juge, chirurgien de service, appelé, constate sur le ventre une plaie ronde, large de 8 à 9 millimètres, siégeant tout près de la ligne médiane, bavant un sang noir; on ne constate aucune trace de sortie du projectile.

Devant la gravité des signes cliniques, la certitude de la pénétration et le soupçon de graves lésions viscérales, le docteur Juge n'hésite pas à intervenir par une laparotomie médiane.

Laparotomie médiane. — Chloroforme. Antisepsie habituelle.

Une incision, passant par la blessure même (qui siège presque sur la ligne médiane), est tracée de l'ombilic au pubis.

Le ventre est plein de sang, de gaz, de matières ; l'éviscération s'impose.

Eviscération. — 8 perforations de l'intestin grêle se montrent ; elles sont traitées par la suture et désinfectées. La balle n'est pas retrouvée. L'hémostase est particulièrement difficile, le sang venant de tous les côtés, sans qu'on puisse déterminer sa source.

Finalement, deux déchirures du mésentère, déterminant une hémorragie assez vive, sont aperçues, et aussitôt traitées par la ligature de l'artériole, et la réparation de la brèche faite à ce feuillet péritonéal.

Toilette du péritoine, et assèchement de la cavité abdominale.

Fermeture du ventre à 3 plans.

Drainage à la gaze stérilisée.

Mort. — 48 heures après, par septicémie péritonéale.

Particularités de cette observation. — Gravité des symptômes généraux.

Incision par la blessure même, siégeant presque sur la ligne médiane.

Eviscération.

Observation VIII

(Due à l'obligeance de M. le Docteur C. Juge).

Plaie pénétrante de l'abdomen par coup de couteau. — Région épigastrique. — Pas de lésion viscérale. — Laparotomie médiane. — Guérison avec abcès de la paroi.

Homme de 40 ans, entre un dimanche, après-midi (5 juin 1904), à l'hôpital de la Conception, porteur d'une plaie par arme blanche de la région épigastrique, et sur la ligne médiane.

État général. — Le Dr Juge, prévenu, arrive auprès de ce blessé, dont l'état général est excellent, 3 h. 1/2 environ, après qu'il eut été frappé.

Sur la simple possibilité de la pénétration, l'intervention est décidée.

LAPAROTOMIE MÉDIANE. — Antisepsie de la région. — Chloroforme.

Une incision est menée par la blessure même, qui, chemin faisant, est désinfectée.

A l'incision du péritoine, qui est d'ailleurs perforé, ni gaz, ni sang ne s'échappent.

Les anses intestinales voisines de la blessure sont attirées, et paraissent indemnes.

Toilette du péritoine et de la cavité, à l'aide de tampons aseptiques.

Fermeture à trois plans, péritoine, muscles, catgut, peau à la soie.

Suites opératoires. — Huit jours après, enlèvement des fils. La plaie opératoire est un peu rouge, mais il n'y a pas de

suppuration. Quelques jours après, un abcès se fait jour ;
. débridé, lavé et drainé, il cicatrise en peu de jours. *Guérison*

Particularités de cette observation — Pas de lésion
viscérale. Abcès de la paroi (8 jours après) peut bien avoir
été causé par l'infection de la blessure.

Observation IX

(Due à l'obligeance de M. le Docteur C. Jues)

Plaie pénétrante de l'abdomen par balle de revolver, ayant traversé le
ventre transversalement de part en part, et en ligne droite (du
flanc droit au flanc gauche). — 7 perforations de l'intestin. — 2 de
l'estomac en séton. — Laparotomie médiane — Eviscération. —
Mort (6 heures après). — Autopsie.

Le nommé I..., jeune homme de 25 ans, est frappé, le
dimanche 3 juillet 1904, vers 10 heures du soir, d'un coup
de revolver qui l'atteint au ventre.

Transporté à l'Hôtel-Dieu, il est vu par M. le docteur Juge,
chirurgien de service, qui constate les faits suivants :

Le projectile, d'environ 8 millim., a traversé le ventre de
part en part et en ligne droite, du flanc droit au flanc gauche. La plaie de gauche saigne assez abondamment.

L'état général est des plus mauvais ; le ventre est contrac-
turé, douloureux ; le faciès altéré et grippé, les extrémités
froides. Pouls 112, faible ; respiration saccadée ; le malade
geint constamment.

La pénétration n'est pas douteuse, la laparotomie s'impose ;
mais devant le mauvais état du blessé, on songe un instant
à ne pas faire d'anesthésie générale celle-ci est néanmoins
pratiquée, mais très prudemment avec de petites doses de
A. C. E. (Alcool, chloroforme, éther.)

LAPAROTOMIE MÉDIANE. — 4 heures matin, soit six heures environ après la blessure D'emblée, très étendue, pubio-xiphoïdienne.

Le ventre est plein de sang, l'épiploon est infiltré de cail-lots ; des gaz crépitent à l'ouverture du ventre, ce qui expli-que l'absence de matité pré-hépatique, constatée avant l'opération.

Immédiatement, *éviscération* en masse, et rapidement con-duite, qui permet de découvrir six perforations de l'intestin, dont une, très large, avec hernie de la muqueuse ; plus une déchirure du mésentère.

Les anses intestinales blessées sont enveloppées de com-presses, et isolées, autant que possible, de la masse intestinale restante, en même temps qu'elles se trouvent, de ce fait, repérées. Le reste de la masse intestinale est recouvert d'un épais matelas de compresses, destiné à le protéger contre l'infection et le refroidissement.

Le ventre est ainsi vidé de son contenu ; il devient possi-ble, alors, de s'occuper de l'hémostase.

Pendant que l'aide soulève et écarte les lèvres de l'incision, l'opérateur assèche soigneusement, méthodiquement et sous le contrôle de la vue, les fosses lombaires, et surtout le petit bassin, qui contient des caillots, et une grande quan-tité de sang liquide.

Aucun vaisseau ne donne dans le ventre ; l'hémorragie a donc été produite par les plaies de l'intestin et du mésentère.

L'opérateur réduit la masse intestinale indemne, après l'avoir lavée à l'eau bouillie. Sur l'ouverture béante du ven-tre, deux ou trois larges compresses sont étalées. Seules, les anses blessées sont maintenues hors de la cavité abdominale au milieu d'un champ opératoire soigneusement isolé, et limité par une masse considérable de compresses.

Chaque perforation est oblitérée par une suture en bourse,

à deux étages, à la Lembert, et la brèche mésentérique est réparée.

Ces sutures s'exécutent au milieu des plus grandes difficultés, à cause du bol intestinal verdâtre qui vient souiller les plaies. L'aide est constamment occupé à éponger ces matières, avec de petits tampons montés sur pinces.

Lavage abondant de ce foyer opératoire, avec eau distillée chaude, renouvellement des compresses et réduction.

Fermeture du ventre, par un double surjet au catgut Leclerc n° 2, avec points d'arrêt. Le docteur Juge ferme la peau suivant sa technique habituelle :

Points profonds au crin de Florence, passés dans l'épaisseur des deux versants et du fond de la plaie, en grandes anses, analogues à celles de la périnéorraphie, dans le procédé de dédoublement. Ces points sont espacés de 5 à 6 centimètres, et suppriment complètement tout espace mort ; entre eux, la peau est affrontée avec les agrafes de Michel.

Drainage à la gaze de la partie inférieure de la plaie.

Durée de l'opération : 1 h. 35, dont un quart d'heure pour la suture. Le malade, tenu constamment à la limite du réveil, paraît avoir supporté assez bien le shock opératoire.

Mort 6 heures après.

Autopsie pratiquée par M. le docteur Dufour, médecin légiste (due à son obligeance) :

Petite quantité de sang dans le ventre, et quelques matières qui proviennent d'une plaie du côlon transverse, méconnue au cours de l'opération.

Une double plaie de l'estomac, en séton, a passé inaperçue.

Particularités de cette observation. — Grande puissance de pénétration du nouveau projectile blindé qui, dans le cas présent, a traversé le ventre de part en part.

Gravité des symptômes généraux. — Trois perforations ont été méconnues ; une sur le côlon, et deux sur l'estomac.

Il est remarquable de voir que, des six perforations de l'intestin grêle, pas une n'a échappé à l'exploration, parce que l'éviscération a permis d'inspecter, du premier coup d'œil, et avec efficacité, toute la masse intestinale grêle, tandis que l'estomac et le côlon ascendant, fixés par leur méso, ne pouvaient être éviscérés, et par suite facilement examinés.

Observation X

(Due à l'obligeance de M. le docteur Henry REYNÈS
Chirurgien des hôpitaux de Marseille
Professeur suppléant de chirurgie et obstétrique à l'École de Médecine)

Plaie de l'abdomen par coup de couteau. — Pénétration suspecte.
Laparotomie médiane. — Guérison.

Le nommé de L...., 46 ans, tailleur, frappé, dans la soirée du 1er mars 1902, d'un coup de couteau dans l'abdomen, est transporté à l'Hôtel-Dieu.

Le docteur Reynès, chirurgien de service, prévenu, voit le blessé à 11 heures du soir.

État du blessé. — Pouls, 104; pas de température, ventre sonore, pas de vomissements.

L'examen du ventre montre une plaie par coup de couteau, située dans la partie externe de la région ilio-inguinale gauche, un peu au-dessus de l'épine antéro-supérieure; cette plaie ovale de 1 centimètre laisse échapper un peu de graisse; le stylet, qui l'explore, donne des indices incertains de pénétration; il montre cependant un trajet entre la face antérieure musculo-aponévrotique et le tissu cellulaire sous-cutané.

Dans le doute, le docteur Reynès opère. Le malade, porté sur la table d'opération, est lavé, la région soigneusement désinfectée.

LAPAROTOMIE MÉDIANE. — *Anesthésie* faite par M. Baumelier, interne. Au début, chloroforme pur; dès les premières bouffées, pâleur, menace de syncope; le pouls, de 104, passe à 60; vomissement alimentaire.

L'opérateur fait donner le mélange A.C.E. (alcool-chloroforme, éther[1]). Pouls remonte à 80, plus de menace de syncope, plus de vomissements.

Le ventre, ouvert, ne montre ni hémorragie, *ni pénétration* de la blessure.

Le ventre est fermé, péritoine, catgut; muscles : soie à points séparés. Peau, crins de Florence.

Guérison. — Le blessé sort le 19 avril.

Particularités de cette observation. — La pénétration étant suspecte et restant douteuse, malgré l'exploration au stylet, le docteur Reynès entreprend la laparotomie médiane, sur cette simple suspicion. L'opération démontrant l'intégrité de la cavité abdominale, la plaie opératoire est fermée, et le malade guérit.

Observation XI

(Due à l'obligeance de M. le professeur Henry Reynès).

Plaies pénétrantes de l'abdomen par balles de revolver. — Sept perforations intestinales. — Plaies pénétrantes du thorax. — Hémorragie mortelle. — Laparotomie médiane. — Mort.

Le nommé Louis Sylvestre, âgé de 20 ans, reçoit plusieurs coups de feu (revolver) dans la nuit de samedi 5 à dimanche 6 octobre 1901.

Le malade entre à l'Hôtel-Dieu à une heure du matin.

On constate : en plus d'une plaie ayant traversé la cuisse gauche, deux orifices d'entrée de balle, dans la région thoracique inférieure et postérieure gauche, au niveau du 10°

---

[1] Alcool, 1 partie; chloroforme, 2 parties; éther, 1 partie.

espace intercostal, à 9 centimètres de la ligne des apophyses épineuses.

État général du blessé. — Pouls 120, petit; extrémités froides; répond peu, ou pas. Pâleur extrême.

LAPAROTOMIE MÉDIANE. — Immédiate. Anesthésie, mélange A. C. E. (très bien supportée). Incision xipho-pubienne. Le ventre, ouvert, montre une hémorragie très abondante, sans qu'on puisse voir un vaisseau nettement coupé.

On constate, en outre, sept perforations intestinales, dans la portion supérieure du jéjunum, en pleine digestion chylifère.

Le bouchon muqueux existe.

Il n'y a pas de matières fécales visibles hors de l'intestin.

Sutures transversales en surjet à la soie O, refoulant la muqueuse en dedans de l'intestin, points de Lembert.

Trois plaies du mésentère, saignant peu, sont suturées.

L'hémorragie persiste; sa source paraît être dans l'hypocondre gauche, au niveau des deux orifices de balles, constatés à la partie inférieure et postérieure du thorax; mais il est impossible de trouver sa source.

L'estomac, la rate, le foie, le rein, bien explorés, sont intacts.

D'ailleurs, le malade est à toute extrémité, cyanosé, pouls petit, incomptable.

Malgré sérum, caféine, il succombe sur la table.

Opération de 5 h. 1/2 à 7 h. 1/2.

Particularités de cette observation. — Nous constatons ici, avec un état général des plus mauvais, l'existence d'un épanchement sanguin notable, particulièrement gênant, et dont la source ne peut pas être déterminée dans le courant de l'opération. C'est qu'en effet, l'*Éviscération* ne paraît pas avoir été pratiquée par l'opérateur ; d'où des difficultés particulières et insurmontables dans les laparotomies de cette nature.

Cette question d'éviscération, comme manœuvre préliminaire de toute suture ou hémostase, dans le cas de plaie pénétrante, forme d'ailleurs l'un des points essentiels de nos conclusions futures.

Nous devons revenir à ce point de si haute importance, dans le chapitre où sera traitée la question du Manuel Opératoire.

Observation XII

(Due à l'obligeance de M. le professeur Henry Reynès)

Plaie pénétrante de l'abdomen par coup de couteau. — Perfora-tion de l'estomac et de l'artère coronaire stomachique. — Laparo-tomie. — Mort au troisième jour.

Le nommé F... Marius, 15 ans, garçon boucher.

Le 17 mars 1902, à 1 h 1/2 de l'après-midi, ce jeune homme, en faisant semblant de s'amuser avec un couteau long et étroit, se l'enfonce profondément dans l'hypocondre droit.

Le blessé est immédiatement dirigé sur l'Hôtel-Dieu.

Le docteur Reynès voit le malade à 5 heures.

Etat général. — Faciès pâle ; pouls 134 ; encore assez bien frappé. Abdomen assez souple, sonorité partout.

La plaie est petite, allongée dans le sens transversal, lon-gue de 1 centimètre environ ; elle siège dans l'hypocondre droit, au-dessous des fausses côtes droites ; la sonde can-nelée montre que la plaie est pénétrante.

LAPAROTOMIE XIPHO-OMBILICALE. — Chloroforme. — Un flot de sang vif, d'origine artérielle, mais à source invisible, apparaît.

Pour mieux voir, l'opérateur mène, de l'extrémité inférieure de l'incision médiane, une incision transversale vers
le flanc droit, ouvrant ainsi un volet qui découvre l'hypocondre.

Le foie et la vésicule n'ont rien.

L'intestin paraît sain.

Grande suffusion sanguine dans le carrefour pancréato-
duodénal, et dans l'épiploon gastro-hépatique.

En explorant en haut, on trouve une plaie sur la face
antérieure de l'estomac, à égale distance de la grande et de
la petite courbure; la coronaire stomachique, piquée, saigne
abondamment. Pas de plaie à la face postérieure.

Sutures et ligatures pratiquées.

Le malade, anesthésié au chloroforme par M. l'interne
Allavena, vomit à ce moment des flots de sang noirâtre,
mélangé de matières alimentaires.

Le pauvre petit paraît prêt à succomber à chaque instant,
tant sa faiblesse est grande. La perte de sang est énorme;

Des injections, éther, sérum, sont pratiquées.

La cavité est soigneusement examinée, épongée, à l'aide
de tampons absorbants.

Toute l'antisepsie possible a été pratiquée, avant et pendant l'opération

Le ventre est refermé (catgut, soie, crins de Florence).
Pansement antiseptique.

Suites — Le jeune malade a succombé à une péritonite
(vomissements) le jeudi matin à 6 heures, au troisième jour.

Particularités de cette observation. — Il est à remarquer ici que, devant l'abondance de l'hémorragie de nature
artérielle, l'opérateur dut se donner du jour, en s'aidant
d'une incision transversale, allant de la ligne médiane au
flanc droit, ce qui forma un large volet à l'hypocondre droit.

Observation XIII

(Due à l'obligeance de M. le docteur Henri Reynès, professeur suppléant à
l'Ecole de Médecine)

Plaie pénétrante de l'abdomen par coup de couteau. — Section de
la dixième côte. — Plaie du foie. — Volet thoracique. — Suture
du foie. — Suture de la côte. — Guérison.

X .., 22 ans, frappé d'un coup de couteau le 26 décembre 1902, à 7 heures du soir, sur la ligne axillaire, au
niveau du neuvième espace intercostal, entre à l'hôpital.

Les internes Baudouin et Poucel, jugeant la plaie pénétrante, préviennent le docteur Reynès, chirurgien de service,
à 11 heures du soir.

Etat général du blessé (à minuit). — Pouls 84, bien battu,
légère douleur dans la région blessée, surtout dans la respiration.

Aucun signe particulier à l'examen du ventre.

La pénétration étant incertaine, le docteur Reynès décide
de débrider et d'examiner sous anesthésie.

Anesthésie. — A. C. E., très bien supportée, quelques
rejets d'aliments mal mâchés.

Les parties molles sont fendues vers en bas ; on aperçoit
la plaie pénétrante au-dessus de la dixième côte, qui est
coupée, mais un peu irrégulièrement ; à travers la fente
péritonéale, on voit le foie ; sur sa surface convexe existe
une plaie, elle saigne peu, mais a dû saigner abondamment,
une grande quantité de sang se trouvant dans l'hypocondre.

Etant données la situation latérale de cette plaie et la
nécessité de la suturer, le docteur Reynès, jugeant que la
laparotomie médiane, ne permettant pas d'atteindre la lésion,

serait insuffisante, de même que la *laparotomie verticale* par la plaie, se décide à faire un volet local, le menant sur la plaie hépatique, en s'aidant de la section costale faite par le couteau, et de l'incision verticale exploratrice.

Ce volet ostéo-musculaire, à charnière supéro-interne, donne un jour parfait, et permet de passer une anse de catgut n° 3 au large de la plaie du foie, et de la fermer.

L'hypocondre, exploré, montre que le sang qui s'y trouve, paraît être simplement celui versé par la plaie hépatique. Le couteau a passé juste au-dessous du sinus pleural; l'opération est simplement intra-abdominale.

Le sang est épongé à l'aide de gaze stérilisée, puis on rabat le volet.

Les fragments de la côte étant irréguliers, le fragment externe, pointu, piquant le foie, le docteur Reynes résèque au costotome les surfaces rugueuses, puis à l'aide du perforateur à manilles, passant un fil d'argent sur les deux fragments costaux préalablement ruginés, il suture la côte dont l'affrontement est parfait.

Toilette du péritoine et de la cavité.

Sutures : catgut, péritoine, soie, muscles ; peau, griffes ; pansement.

Durée de l'opération 1 heure. — *Guérison.*

Particularités de cette observation. — Malgré les apparences, cette plaie n'est nullement thoraco-abdominale, car elle n'intéresse que le péritoine. C'est une plaie purement abdominale ; ce point est particulièrement important à établir.

Étant donnée la situation de la plaie, on pouvait, on devait penser à une lésion complexe, mettant en cause le cul-de-sac de la plèvre et le diaphragme, en même temps que le péritoine ; auquel cas, comme nous le verrons, dans notre chapitre consacré à la critique, la Laparotomie est tout à fait insuffisante ; c'est à la Thoracotomie, avec ou sans volet, qu'il faut avoir recours.

Observation XIV

(Due à l'obligeance de M. le Dr Henry Reynès, chirurgien des Hôpitaux de Marseille)

Plaie pénétrante de l'abdomen par balle de revolver.— Deux perforations stomacales. — Quatre perforations du côlon ascendant.— Laparotomie médiane.— Résection du cæcum et du côlon ascendant. — Mort.

Dans la nuit du dimanche 12 au lundi 13 octobre 1902, vers 11 heures, le nommé Lucien Boyer, 36 ans, reçoit un coup de feu (revolver) dans la région épigastrique, un peu à droite de la ligne médiane, à la hauteur de l'appendice xiphoïde.

Il entre à l'hôpital à 2 heures du matin. M. l'interne Rouslacroix prévient M. le Dr Reynès, chirurgien de service, et fait appliquer de la glace sur le ventre.

État général du blessé à 2 h. 3/4 . — Faciès bon ; pouls, qui était à 72 à 2 heures, est à 76, et sera à 76 au moment d'opérer ; respiration, 30. Ne souffre pas beaucoup. Répond bien aux questions. Pas de vomissements, le malade avait mangé hier soir, comme à l'ordinaire. Pas d'ébriété.

Examen du ventre. — Pas de sonorité pré-hépatique, ventre peu douloureux, sauf dans la région gastrique.

Le coup de feu a été tiré à bout portant ; il y a une petite zone d'escharre par brûlure, autour de la plaie : celle-ci siège dans le creux épigastrique, à deux travers de doigt de la ligne médiane, vers la droite, au niveau de l'appendice

xiphoïde. La blessure pourrait être, à la fois, intra-thoraci-
que et intra-abdominale.

LAPAROTOMIE XIPHO-OMBILICALE est déviée un peu à
gauche, jusqu'au niveau du bord inférieur de l'ombilic.

L'opérateur agrandit l'incision jusqu'à l'appendice xiphoïde, cela ouvre très légèrement l'hiatus pleuro-diaphrag-
matique, aucun inconvénient pendant l'opération ; à la fin,
le Dr Reynès le ferme par deux points au catgut.

L'exploration montre que l'orifice interne de la plaie est
plus bas que l'orifice d'entrée ; il en résulte que le thorax est
hors de cause, tout sera abdominal.

Perforations stomacales. — Dès le premier examen, on
aperçoit du sang et du liquide digestif. abondant, fluide ; ce
ne peut être qu'une plaie stomacale. En effet, on trouve, à
2 centimètres du pylore, une plaie mâchée de l'estomac; par
cette plaie, sous l'influence de quelques contractions de
l'estomac, un flux énorme de matières est projeté dans le
ventre, au contact du foie et des intestins. Le champ opératoire est rapidement protégé, à l'aide de compresses ; on fait
évacuer l'estomac au dehors, par la plaie, en pressant légèrement sur lui. Assèchement.

Suture de la plaie antérieure avec fine aiguille de Reverdin,
à la soie : suture en masse. et suture séro-séreuse à la
Lembert.

Une deuxième perforation, siégeant à la paroi postérieure,
et correspondant à la première, sera trouvée et suturée à
la fin.

Perforations du côlon ascendant. — En explorant de nouveau, on voit du sang et des matières fécales lurcies, pâteuses;
ce ne peut venir que de la fin de l'iléon ou du côlon; en effet,
en asséchant bien, on est amené à attirer le côlon ascendant
vers la plaie.

Quatre perforations siègent sur le côlon ascendant ; elles se font vis-à-vis, deux par deux, près du bord mésocôlique.

Ces perforations sont tout à fait mâchées, éclatées, larges comme une pièce de 2 francs environ. Impossible d'en reconnaître les éléments, de voir les diverses tuniques.

Leur suture est manifestement *impossible* ; des suffusions sanguines, parties des perforations, s'infiltrent en petits foyers hématiques dans les lames cellulo-graisseuses du mésocôlon, excessivement gras ; franges graisseuses très épaisses.

Les perforations n'ont pas de vrais *Bouchons muqueux* ; elles sont trop larges, la hernie de la muqueuse s'est étalée à l'extérieur (le bouchon existerait, si les perforations étaient plus petites). Elles laissent d'ailleurs échapper de petits débris fécaux, et quand on manipule le côlon, il sort de leurs orifices de véritables cylindres pâteux de matières fécales.

Le tout est asséché avec des compresses aseptiques, et le ventre, protégé le mieux possible

Les sutures étant impossibles, il fallait tenter la seule intervention logique : *La résection du cæcum et du côlon ascendant*, et l'anastomose du bout terminal de l'intestin grêle avec le coude du côlon : *Entéro-Anastomose*.

Une fois le côlon et le cæcum détachés [1], le bout terminal de l'iléon et le bout du coude du côlon sont facilement rapprochés.

M. le docteur Reynès fait une suture bout à bout, termino-terminale en fermant, sur la tranche côlique, un petit hiatus, résultant de la disproportion des calibres des deux anses.

La résection du côlon et l'anastomose étant faite, l'exploration fait encore constater un flot de liquide digestif hydro-

---

[1] M. le docteur REYNÈS, dans son observation complète, rapporte tous les détails relatifs à l'isolement du cæcum et du côlon ascendant, d'avec son insertion mésocôlique. (Il est aisé d'en deviner les difficultés.)

hématique abondant ; il vient d'en haut, et se porte vers la région cæcale. On voit que ce flot vient d'une *deuxième* perforation, siégeant à la *face postérieure* de l'estomac, vis-à-vis de la première ; l'estomac a été tunnellisé, comme l'a été, par deux fois, le côlon ascendant.

La mise à jour de cette perforation, à travers laquelle le doigt, introduit, sent le pylore, le franchit et va dans le duodénum, est difficile, car elle est masquée par l'épiploon gastro-hépatique.

L'opérateur parvient à la suturer par deux plans.

Tout est arrêté. Plus de sang, plus rien de suspect.

La cavité est épongée, le péritoine soigneusement asséché.

Fermeture du ventre à trois plans, très pénible, le sujet étant très gras.

Péritoine, catgut ; paroi : gros catgut ; peau : crin de Florence.

Pansement aseptique : iodoforme sur la plaie externe de la balle.

Le malade s'éveille et demande si on a trouvé sa balle.

L'anesthésie (par M. Mollaret, interne) n'a présenté aucun accident, malgré la dose administrée :

Un flacon A. C. E. (Adrian), 60 grammes ; quatre flacons chloroforme, 30 grammes.

Durée de l'opération (de 3 heures à 7 h. 1/2) : quatre heures et demie.

Plus de trois quarts d'heure ont été employés à la suture du ventre : les difficultés venant de l'embonpoint du sujet, les intestins rentrant très difficilement.

Mort, le 13 octobre, soir, après vingt-quatre heures, des suites de l'hémorragie et de shock.

REMARQUE. — L'incision xipho-ombilicale, un peu déviée à gauche, et ne dépassant pas le bord inférieur de l'ombilic.

a parfaitement permis de réséquer le cæcum et le côlon.
L'appendice, long de 6 cent., est sain, son mesò est gras.
Direction vers en haut. Les chylifères étaient en activité,
et visibles sur tout l'intestin.

Particularités de cette observation. — Il est à remarquer ici l'observation fort judicieuse de l'opérateur cons-
tatant l'existence des bouchons muqueux. La vérité, c'est
que la disposition anatomique de la muqueuse intestinale
fait que celle-ci a une tendance constante à faire issue à
travers les tuniques intestinales perforées ; et surtout dans
les perforations produites par des balles. Que la perforation
soit petite, et la muqueuse éversée fait bouchon ; qu'il y ait,
au contraire, une large perte de substance, l'oblitération
n'existe plus complète parce que les franges de la muqueuse
ne se touchent plus ; mais il y a toujours éversion.

C'est aussi le résultat des observations du docteur Juge
(communiqué oral).

L'opérateur a choisi ici l'anastomose termino-terminale.

A remarquer les difficultés particulières qu'a présentées
la fermeture du ventre, à cause de l'embonpoint du sujet.

A constater aussi combien le bon état général du malade
répondait peu aux multiples et graves lésions viscérales
observées.

Observation XV
(Due à l'obligeance de M. le docteur Henry Revsès)

Plaies pénétrantes de l'abdomen et du thorax par coups de couteau.
— Section du rein. — Hémorragie mortelle. — Laparotomie
médiane. — Mort. — Autopsie.

Le nommé Olivérès, 21 ans, marin, frappé de 6 coups de
couteaux : 2 dans l'abdomen, 4 dans le thorax, entre à

l'Hôtel-Dieu le 11 septembre 1903, à 3 heures de l'après-midi.

État général. — Grande faiblesse, pouls 140, pas de température.

LAPAROTOMIE MÉDIANE pratiquée à 5 heures du soir par M. le docteur Reynès.

Antisepsie. Anesthésie (mélange A. C. E.).

Le ventre, ouvert, montre une grande quantité de sang ; épongé à l'aide de tampons, on s'aperçoit que cet épanchement vient du rein ; sa partie inférieure est complètement tranchée et donne lieu à cette hémorragie, que l'on arrête par deux points en U.

Des quatre blessures du thorax, trois étaient peu profondes, une seule paraissait avoir intéressé le poumon gauche.

L'exploration très attentive de la cavité abdominale montre qu'en plus de la blessure du rein, il y a une plaie de l'estomac, longue de 2 centimètres, siégeant à la face antérieure : cette plaie est suturée sur les deux plans ; la face postérieure n'a rien ; l'intestin grêle et le gros intestin sont indemnes.

La blessure ayant amené la section du rein serait produite par le coup de couteau porté dans la région lombaire.

Après toilette du péritoine et de la cavité, on ferme le ventre à trois plans.

L'opéré est très faible, on fait injections sérum et caféine. Mort le lendemain à 10 h. 1/2.

Autopsie — Démontre : du côté de l'estomac, suture parfaite, après 17 heures ; du côté du rein, pas d'hémorragie, suture a tenu. Mort due à grande hémorragie.

Particularités de cette observation. — Grave hémorragie, par blessure du rein, accompagnée de symptômes généraux marqués.

Observation XVI

(Due à l'obligeance de M. le professeur Henry Reynès, chirurgien des Hôpitaux)

Plaie pénétrante de l'abdomen par balle de revolver. — Quatre
perforations intestinales. — Hémorragie mésentérique. — Laparotomie (cinq heures après). — Guérison.

Le nommé R... Joseph, âgé de 17 ans, reçoit, le 4 octobre 1903, une balle de revolver dans l'abdomen, à 8 heures
du soir. Rentre à l'Hôtel-Dieu.

Le docteur Reynès voit le malade à minuit.

État général du blessé. — Signes d'hémorragie interne :
pâleur de la face, refroidissement des extrémités, pouls
petit.

Toilette du malade, antisepsie.

LAPAROTOMIE. — *Anesthésie*, A. C. E.

Le ventre ouvert, on trouve une hémorragie, due à la
rupture d'une artériole mésentérique qui est liée.

Quatre perforations intestinales sont suturées à la soie, à
la Lembert.

La balle se perd dans l'excavation.

Le ventre est épongé à l'aide de tampons aseptiques et
absorbants.

Toilette du péritoine. — Fermeture du ventre.

Suture du péritoine, catgut en surjets ; des muscles abdominaux, au catgut en surjets; de la peau, à la soie.

Suites opératoires. — Bonnes.

Au cinquième jour, dans un effort de toux, le malade,
étant d'ailleurs très indocile, une éventration post-opératoire se produit.

Le docteur Reynès refoule l'intestin dans le ventre, referme le péritoine au catgut, et ferme, cette fois, les muscles avec la soie en surjet. Crins à la peau.

Pas de suites fâcheuses.

Malade sort guéri le 11 décembre.

Particularités de cette observation. — A noter les signes de l'hémorragie interne et, comme accident opératoire, l'éventration.

Observation XVII

Due à l'obligeance de M. le Dr Henry Reynès, professeur à l'Ecole de Médecine).

Plaie pénétrante de l'abdomen par balle de revolver.— Flanc gauche. — Hémorragie due à la section de l'artère mésentérique. — Dix perforations intestinales. — Laparotomie médiane. Eviscération. — Mort au huitième jour.

Le nommé Spariat, âgé de 45 ans, blessé le 4 juin 1904, vers 7 heures du soir, d'un coup de feu (revolver) dans le flanc gauche, est transporté à l'Hôtel-Dieu.

Le docteur Reynès, prévenu, arrive à 10 heures du soir, auprès du blessé.

Il constate que celui-ci porte dans le flanc gauche, à 8 centimètres de l'ombilic, une plaie produite par une balle de revolver; la plaie ne saigne pas; l'exploration du trajet indique que la balle a pénétré dans le corps, de haut en bas, et de gauche à droite.

Etat du blessé. — Excellent, ne présentant aucun des signes cliniques propres aux blessures abdominales graves.

Pas de shock. Pouls, 60 pulsations, bien battu, pas dépressible. pas de vomissement, pas de refroidissement des extrémités. Respiration normale.

Le malade répond très bien à toutes les questions, et ne se plaint de rien.

Examen du ventre. — Le ventre n'est pas douloureux, la percussion et la palpation ne révèlent rien d'anormal ; pas de contracture, ni de matité. Absence de sonorité pré-hépatique.

Malgré cet état général *parfait*, le chirurgien, soupçonnant des lésions internes fort graves, décide l'intervention.

LAPAROTOMIE MÉDIANE (pubio-ombilicaie, et même sus-ombilicale) pratiquée trois heures après l'accident.

Toilette antiseptique du malade.

Anesthésie (mélange A. C. E.

A l'ouverture du ventre, une grande quantité de sang s'en échappe ; après l'avoir étanché, l'opérateur va à la recherche de la source de l'hémorragie, en *éviscérant* l'intestin. Elle provient de la section d'une artère mésentérique, au niveau de l'intestin grêle ; la ligature en est faite.

L'intestin est minutieusement examiné ; chaque anse intestinale est vérifiée, et successivement on découvre 6 perforations à l'intestin grêle, et 3 autres au gros intestin, chacune, après un assèchement complet, et entourée d'une asepsie parfaite, est suturée au catgut, points à la Lembert (séro-séreux) avec enfouissement

Le bouchon muqueux existait sur certaines perforations. La toilette du péritoine, souillé de matières, est soigneusement faite à sec, à l'aide de tampons absorbants et aseptiques.

De même pour la cavité.

Pas de lavage.

Fermeture de la paroi, à trois plans : catgut, soie, crins, péritoine, muscles, peau. Durée de l'opération, 1 h. 3/4. S'est très bien comporté sous *anesthésique* A. C. E.

Suites opératoires. — Pendant les 7 jours qui suivirent l'intervention, la température fut normale : 38°, légère réaction péritonéale. Le malade paraissait en voie de guérison, lorsque brusquement, le huitième jour, à la suite d'une ingestion intempestive d'un siphon de limonade gazeuse, éclatèrent des signes d'une péritonite aiguë, à laquelle il succomba.

Particularités de cette observation. — Nous insistons fortement sur ce fait que, chez ce blessé, l'existence de graves lésions (dix perforations de l'intestin et hémorragie notable) coïncidait avec un état général excellent : pas de shock, pouls à 60, bien battu, pas dépressible, pas de refroidissement des extrémités ; et que du côté du ventre, la percussion et la palpation ne révélaient rien d'anormal ; pas de contracture, ni de matité, absence de sonorité préhépatique.

L'opérateur a dû employer la manœuvre de l'*éviscération*, pour rechercher la source de l'hémorragie.

Observation XVIII

(Due à l'obligeance de M. le docteur MELCHIOR-ROBERT, chirurgien des hôpitaux de Marseille)

Plaie pénétrante de l'abdomen par coup de couteau. — Région hypogastrique gauche. — Issue de l'épiploon. — Lésions viscérales. — Hémorragie. — Laparotomie médiane. — Guérison.

Femme de 22 ans, frappée, le 15 février 1904, d'un coup de couteau de cuisine dans la région hypogastrique gauche, est transportée à l'hôpital de la Conception (salle Sainte-Eugénie).

L'interne de service, M. Valette, procède immédiatement à la désinfection de la plaie, qu'il reconnaît pénétrante, l'épiploon faisant hernie. Il applique un pansement antiseptique et fait prévenir M. Melchior-Robert, chirurgien de service.

État de la blessée. — Relativement bon, pouls plein et fort, respiration normale, pas de vomissement, absence de contracture abdominale et de sonorité pré-hépatique, douleur à la pression, au siège de la plaie.

Devant la certitude de la pénétration, le docteur Melchior-Robert décide l'intervention.

Laparotomie médiane (2 heures après l'accident).

Soins antiseptiques habituels.

Anesthésie au chloroforme, prudemment administré.

Le ventre, ouvert, est plein de sang, qui, à l'aide de tampons de gaze stérilisée, est soigneusement épongé.

L'opérateur se met à la recherche du foyer hémorragique et des lésions viscérales probables.

Il trouve sur le côlon transverse, au niveau de l'insertion du mésocôlon, une plaie ayant traversé les trois tuniques, et à ce niveau une hémorragie provenant de plusieurs artérioles.

Assèchement de la cavité abdominale à l'aide de tampons absorbants; ligature des artérioles qui donnent.

M. le docteur Melchior-Robert procède ensuite à la suture de la plaie côlique (suture séro-séreuse, avec enfouissement à la Lembert). La partie épiploïque herniée est réséquée, après avoir été ligaturée par transfixion.

Une seconde plaie siège à quelques centimètres plus bas de la première; elle n'a entamé que la séreuse viscérale; c'est une simple éraillure qui, en raison du suintement sanguin auquel elle donne lieu, nécessite la suture.

La toilette de la cavité abdominale est faite à l'aide de tampons secs à la gaze.

On suture le péritoine au catgut.

La paroi musculaire et aponévrotique, au catgut.
La peau, aux crins

Suites opératoires. — Réunion par première intention.
Aucune réaction fébrile ni péritonéale. Guérison.

Particularités de cette observation. — Etat général
assez bon, coïncidant avec deux perforations.

Observation XIX

(Due à l'obligeance de M. le docteur Melchior-Robert)

Plaie pénétrante de l'abdomen par coup de couteau. — Sans
lésion viscérale. — Laparotomie. — Guérison.

Homme de 24 ans, frappé, dans la soirée du 1ᵉʳ mai 1904,
d'un coup de couteau, est amené à l'Hôtel-Dieu (salle Moulaud).

Il porte une plaie siégeant à quatre travers de doigt au-
dessous de l'ombilic, sur la ligne médiane région du
muscle droit, très étroite, très oblique de bas en haut.

L'interne de ...rde, l'explorant à l'aide du stylet, ne put
pénétrer dans la cavité péritonéale.

Etat du blessé. — Pouls normal, température 37°8 (3 heures environ après l'accident)

Malgré une certaine défense de la paroi et une douleur
manifestée à la pression dans toute l'étendue de l'abdomen,
le docteur Melchior-Robert, étant donnée l'obliquité très
prononcée du trajet, conclut à la non pénétration et pense
que l'arme a intéressé seulement la paroi abdominale ; il
crut s'abstenir, et ordonna opium.

Le lendemain, à la visite du matin, le chirurgien chargé
du service, craignant, malgré tout, l'existence de lésions

viscérales, fit une laparotomie exploratrice. Il trouva que la plaie était bien pénétrante, mais qu'aucun viscère n'était intéressé. *Guérison*.

Particularités de cette observation. — A noter l'existence de la pénétration sans lésion viscérale.

Observation XX

Due à l'obligeance de M. le docteur Melchior-Robert.

Plaies pénétrantes de l'abdomen par coups de couteau. — Hypocondre gauche. — Lésions viscérales. — Plaie de la rate — Hémorragie. — Laparotomie latérale. — Mort. — Autopsie.

Le blessé est un homme de 28 ans, d'une forte corpulence, gardien à l'Asile des Aliénés.

Il est frappé dans la nuit du 11 avril 1903, par un aliéné devenu subitement furieux, de deux coups de couteau.

La première blessure siège dans l'hypocondre gauche, le long de la ligne mamelonnaire.

La deuxième est située dans le flanc gauche, en arrière de la ligne axillaire.

Le docteur Melchior-Robert, chirurgien de service, est appelé auprès du blessé, qui avait été déjà examiné par les médecins de l'Asile.

A ce moment, *l'état général* paraît bon ; le pouls est plein et bien frappé, aucun vomissement.

Le docteur Melchior-Robert, supposant, malgré l'absence de signes cliniques, que la *seule* plaie qu'il aperçoit dans l'hypocondre gauche, le long de la ligne mamelonnaire, est pénétrante, et jugeant l'intervention nécessaire, ordonne le transport immédiat du blessé à l'Hôpital de la Conception.

Le docteur Melchior-Robert, assisté du docteur Juge, procède à la laparotomie latérale.

Toilette du malade.

Anesthésie au chloroforme.

Incision le long du trajet de la plaie. La cavité abdominale contient une certaine quantité de sang, qui paraît provenir de quelques artérioles épiploïques. Celles-ci sont immédiatement liées, et l'épiploon, infiltré de sang et blessé, est réséqué.

Après avoir également suturé une plaie siégeant à l'angle du côlon, à l'aide de quelques points à la Lembert, avec enfouissement, l'opérateur, après avoir asséché la cavité, procède minutieusement à l'exploration des régions circonvoisines, — et constate l'absence de toute trace de sang et de matière organique.

Toilette de la cavité intra-péritonéale, vérification des sutures et ligatures, examen attentif de la cavité, qui paraît ne plus contenir de sang.

Fermeture de la cavité à trois plans. Péritoine, catgut. Plan musculaire, catgut. Peau, crins.

Mort le lendemain, en hypothermie, avec tous les signes d'une hémorragie interne.

L'*Autopsie*, pratiquée par M. le docteur Dufour, médecin légiste, révéla, en plus de la première blessure ayant nécessité la laparotomie latérale, une deuxième blessure, siégeant presque en arrière, dans le flanc gauche.

Cette dernière blessure avait traversé la rate, et déterminé rapidement une hémorragie, à laquelle avait succombé le malade.

Particularités de cette observation. — La laparotomie latérale, par où a été fait l'examen de l'abdomen, a offert de très grandes difficultés.

Décidément l'incision sur la ligne médiane est la seule qui puisse donner liberté de manœuvre suffisante, sauf indications particulières, bien entendu.

A noter également que l'état général était bon, malgré l'existence de graves lésions (perforation du côlon et plaie de la rate).

Observation XXI

(Due à l'obligeance de M. le docteur Melchior-Robert).

Plaie thoraco-abdominale pénétrante par coup de couteau. — Perforation de l'estomac. — Abstention. — Péritonite. — Mort. — Autopsie.

Cette observation, que nous plaçons immédiatement après l'observation XX, en est pour ainsi dire le corollaire.

Le blessé est également gardien à l'Asile des aliénés ; il a été frappé au même moment, et en même temps que son collègue, par le même aliéné, et par la même arme.

C'est un solide gaillard de 35 ans, depuis plusieurs années employé à l'Asile ; très courageux, il avait voulu secourir son camarade en danger, et, comme lui, avait été frappé par ce fou furieux.

Le docteur Melchior-Robert examine ce second blessé et constate : une plaie siégeant sur la ligne axillaire gauche, au niveau d'un des derniers espaces intercostaux.

Cette plaie, dont le malade souffrait dans les grandes inspirations, paraissait, quoiqu'il n'y eût pas eu d'hémoptysie, avoir pu intéresser plutôt le poumon. Elle fut soigneusement désinfectée, et traitée par l'occlusion à la gaze salolée.

Le blessé, dont l'état général était bon, fut laissé à l'Asile des aliénés. Il n'inspirait au chirurgien, sauf complications impossibles à prévoir, aucune crainte.

Le lendemain, le malade présenta des signes de péritonite aiguë : vomissements, etc., et succomba rapidement.

L'*autopsie*, pratiquée par M. le docteur Dufour, médecin légiste, révéla une plaie qui, après avoir traversé la base de la cage thoracique, avait perforé le diaphragme et l'estomac dont le contenu, déversé dans la cavité péritonéale, avait occasionné une péritonite septique, rapidement mortelle

Particularités de cette observation. — Là, encore, nous retrouvons cette opposition entre un état général qui est bon et l existence de lésions viscérales graves, puisqu'elles ont entraîné la mort.

Il s'agit ici d'une véritable plaie thoraco-abdominale.

L'*abstention* a été regrettable ; elle fut, en effet, regrettée par le docteur Melchior-Robert, qui se rendit compte que l'intervention eût pu sauver ce malheureux.

Observation XXII

(Résumée)

Due à l'obligeance de M. le docteur Melchior-Robert

Plaie thoraco-abdominale pénétrante par coup de couteau. — Pas de lésion viscérale. — Laparotomie médiane. — Guérison.

Décembre 1902 (Hôtel-Dieu). Homme, 30 ans.

La plaie siège au niveau du 8e espace intercostal gauche, en dehors de la ligne mamelonnaire. Les lèvres en sont béantes.

Débridement par la plaie même, au fond de laquelle apparaît un gros viscère, qui vient aussitôt s'appliquer sur les bords de l'incision, et qui paraît être l'estomac.

Laparotomie médiane. Pas de lésion viscérale.

Une hémorragie assez importante, provenant de la section de l'artère intercostale, est arrêtée par tamponnement à la gaze.

Fermeture du ventre sans drainage. — *Guérison*.

Particularités de cette observation. — Là encore, il s'agit d'une plaie thoraco-abdominale qui a certainement intéressé le diaphragme, sans qu'il y ait eu pourtant lésion d'aucun viscère abdominal.

La laparotomie, qui suivit immédiatement la blessure, fut suivie de guérison.

Il n'est pas parlé dans l'observation de suture de la plaie diaphragmatique, pas plus que d'accident d'étranglement interne, à travers la béance du diaphragme, comme la chose arrive fréquemment.

Observation XXIII

(Résumé)

Due à l'obligeance de M. le docteur Melchior-Robbat

Plaie pénétrante de l'abdomen par balle de revolver. — Région épigastrique. — Perforation de l'estomac. — Lésions viscérales. — Laparotomie médiane. — Éviscération. — Mort.

Mai 1903 (Hôtel-Dieu).

Homme 25 ans, de forte constitution, reçoit un coup de feu (revolver) au niveau de l'appendice xiphoïde, à 4 centimètres environ au-dessous de cet appendice.

État général du blessé. — Pouls, petit, fréquent. Température, 38°.

LAPAROTOMIE MÉDIANE, cinq heures après l'accident.

Éviscération. — Le ventre contient une notable quantité de sang.

L'estomac est traversé de part en part.

Le mésocôlon est traversé.

A 4 centimètres au-dessous du rein, existe une suffusion ecchymotique. Pourtant il est impossible de trouver aucun signe d'une collection sanguine.

La balle est introuvable.

Pas d'autres lésions viscérales.

Les deux plaies de l'estomac sont suturées; la brèche du mésocôlon réparée.

Assèchement et toilette du ventre.

Un orifice siégeant sur la face postérieure de la région lombaire fait supposer que la balle a traversé le corps de part en part, de haut en bas, d'avant en arrière.

Mort, 24 heures après.

Particularités de cette observation. — Gravité de l'état général coïncidant avec lésions viscérales.

Pratique de l'Éviscération.

Observation XXIV

(Résumé)

Due à l'obligeance de M. le docteur Mauxion-Rossat, chirurgien des Hôpitaux

Plaie pénétrante de l'abdomen par balle de revolver. — 12 perforations intestinales. — Laparotomie médiane. — Éviscération.— Mort.

Juin 1902 (Hôtel-Dieu). Homme 24 ans.

Frappé d'un coup de feu (revolver).

La plaie siège dans la région latérale gauche de l'abdomen.

Etat général du blessé. — Mauvais; pouls, petit, fréquent.

LAPAROTOMIE MÉDIANE. — Quantité notable de sang dans le ventre.

L'éviscération permet de constater l'existence de 11 perforations de l'intestin grêle. Chacune de ces perforations est suturée suivant la technique habituelle. La balle n'est pas retrouvée. Toilette du péritoine et assèchement de la cavité abdominale.

Mort 18 heures après.

L'Autopsie révèle qu'une plaie intestinale avait été méconnue.

Particularités de cette observation. — Etat général mauvais, coïncidant avec nombreuses perforations intestinales.

Eviscération pratiquée.

Une plaie de l'intestin a été méconnue.

Observation XXV

(Résumé)

Due à l'obligeance de M. le Dr MELCHIOR-ROSSAT

Plaie pénétrante de l'abdomen par balle de revolver. — Lésions viscérales. — Laparotomie médiane. — Eviscération. — Mort.

Décembre 1902. Hôtel-Dieu (service de M. le professeur Combalat).

Homme, 30 ans. Plaie produite par balle de revolver, siégeant à la région abdominale droite, à 5 centimètres au-dessous de l'ombilic.

Etat général. — Le blessé est en hypothermie, et, malgré les injections répétées : éther, caféine, sérum, la température n'atteint que 35°5.

Le Dr Melchior-Robert, arrivé cinq heures après l'accident, juge la situation désespérée, et estime que le malade est incapable de supporter le moindre shock opératoire ; aussi s'abstient-il.

Le lendemain matin, la température rectale atteignant 37°5, le Dr Acquaviva, en remplacement de M. le professeur Combalat, procède à la laparotomie médiane, avec éviscération.

Il trouve quatre perforations sur l'intestin grêle, qu'il suture. Mais le péritoine est déjà injecté, et le malade succombe quelques heures plus tard, à une septicémie péritonéale aiguë.

Le Dr Acquaviva, à l'obligeance de qui nous devons ce complément d'informations, nous déclare avoir tenté cette intervention avec un espoir peu grand ; le malade, qui avait été frappé la veille, vers 8 heures du soir, ne fut opéré que le lendemain matin, vers 9 h. 1/2, en pleine péritonite.

Particularités de cette observation. — Éviscération pratiquée.

Observation XXVI

(Résumé)

Due à l'obligeance de M. le docteur ACQUAVIVA, chirurgien des Hôpitaux
de Marseille

Plaie pénétrante de l'abdomen par balle de revolver. — Perforation
du côlon transverse. — Laparotomie médiane. — Eviscération.
Guérison.

Le nommé Bij... — 20 ans.

Frappé en janvier 1904, d'un coup de feu dans le ventre,
est transporté à l'Hôtel-Dieu (salle Cauvière, n° 1).

Etat général. — Bon. Douleur seulement, à la pression,
au siège de la plaie.

La plaie est située à deux travers de doigt au-dessous du
rebord chondro-costal gauche, sur le prolongement de la
ligne mamelonnaire, sans orifice de sortie. Pas d'exploration.

LAPAROTOMIE MÉDIANE (faite 4 heures après l'accident).
Anesthésie. — Chloroforme.

Eviscération. — On découvre sur le côlon transverse, à la
partie médiane de la paroi antérieure, deux perforations en
séton, distantes de trois centim. l'une de l'autre, qui sont
immédiatement suturées par le procédé à la Lembert.

L'estomac, le foie, le rein, la rate et le reste de l'intestin
ne présentent abolument rien.

Assèchement et toilette du péritoine et de la cavité.

Fermeture du ventre.

Suture à un seul plan de la paroi, avec fils d'argent, à
points séparés de 3 centim. de distance.

Suture superficielle. Griffes.

Les points sont enlevés au 12° jour.

Opération, demi-heure.

Réunion par première intention, parfaite.

Guérison. — 15° jour; le malade sort guéri un mois après son accident.

Particularités de cette observation. — État général bon, coïncidant avec plusieurs perforations de l'intestin.

Pratique l'éviscération.

Suture de la paroi à un seul plan avec fils d'argent.

Observation XXVII

(Résumée)

Due à l'obligeance de M. le docteur ACQUAVIVA

Plaie pénétrante de l'abdomen par coup de couteau. — Lésions viscérales. — Laparotomie médiane. — Eviscération. — Guérison.

Avril 1904.

Enfant 4 ans 1/2, beau, blessé d'un coup de couteau, vers 5 heures du soir, est transporté à l'hôpital de la Conception (pavillon Vidal) à 8 heures.

État général. — Bon; pouls, respiration, normaux; pas de vomissements.

La plaie siège à la hauteur de l'ombilic, à deux travers de doigt, en dehors et à gauche.

Le ventre ne présente qu'une douleur à la pression, au niveau de la blessure. Rien autre, ni sonorité pré-hépatique, ni matité, etc.

Malgré l'absence des signes de certitude de pénétration.

LAPAROTOMIE MÉDIANE. — A 8 h. 1/2 (3 h. 1/2 après l'accident). Anesthésie — chloroforme.

Eviscération complète. Intestin étalé sur serviettes aseptiques et chaudes. Une petite perforation de la grosseur d'une tête d'épingle noire, siège sur une anse de l'intestin grêle, elle laisse écouler liquide intestinal. Suture en bourse à la Lembert. — Il n'y a aucune source d'hémorragie.

Assèchement, toilette du péritoine et de la cavité.

Fermeture du ventre, sans drainage. Péritoine, catgut ; muscles, catgut ; peau, griffes de Michel.

Suites opératoires. — Réunion par première intention.

Durée de l'opération. — 3/4 d'heure.

Guérison. — 15 jours.

Particularité de cette observation. — Etat général, bon, coïncidant avec pénétration et légère lésion viscérale.

Eviscération pratiquée.

Observation XXVIII

(Résumé)

Due à l'obligeance de M. le Docteur ACQUAVIVA.

Plaie pénétrante de l'abdomen par coup de couteau. — Pas de lésion viscérale. — Laparotomie médiane. — Eviscération. — Guérison.

Juin 1903 (Hôtel-Dieu, salle Cauvière).

Jeune homme de 25 ans, serrurier, frappé d'un coup de couteau dans le ventre à 8 heures du soir, entre à l'hôpital à 10 h. 1/2.

La plaie siège à la région péri-ombilicale, à 3 centimètres à droite, et à 2 centimètres au-dessous.

Etat général du blessé — Bon. Pouls, 100. Température, 37°5. Respiration, normale. — Le malade refuse toute intervention.

Le lendemain, à 9 heures du matin : Pouls, 110. Température, 38° ; le malade se décide et l'intervention est pratiquée.

Laparotomie médiane. — L'éviscération, soigneusement faite, montre l'absence de lésion viscérale et d'hémorragie.

Le ventre est refermé, par sutures à trois plans.

Péritoine, muscles : catgut.

Peau : crins.

Suites opératoires. — Légère suppuration de la paroi, vite tarie. Le malade sort un mois et demi après, guéri.

Le docteur Acquaviva, qui le revoit six mois après, trouve une légère éventration au niveau du siège de la blessure.

Depuis, le blessé n'a plus reparu.

Particularités de cette observation. — Pénétration, mais pas de lésion viscérale.

Etat général, bon.

Pratiqué Eviscération.

Intervention pratiquée treize heures après la blessure.

Observation XXIX

(Résumée)

Due à l'obligeance de M. le docteur Acquaviva

Plaie pénétrante de l'abdomen par coup de couteau au niveau du point de Mac-Burney. — Issue d'une anse intestinale. — Laparotomie latérale. — Guérison.

Mai 1904 (Hôtel-Dieu).

Arménien, 35 ans, blessé, à 7 heures du soir, d'un coup de couteau dans le ventre, est vu à 10 heures par le docteur Acquaviva, chirurgien de service.

Il présente une plaie par coup de couteau, siégeant dans

le flanc droit, au niveau du point de Mac-Burney; elle donne issue à une anse intestinale longue de 30 à 40 centimètres; il y a absence d'épiploon; elle est ecchymotique, presque froide, enserrée par l'orifice étroit de la plaie abdominale et ne présente aucune perforation.

Etat général du blessé. — Bon, rien de particulier.

LAPAROTOMIE LATÉRALE à travers le muscle droit, en agrandissant en haut, de 5 à 6 centimètres, l'orifice de la blessure.

Lavage avec sérum chaud de l'anse herniée.

Reconnaissance et section de la bride péritonéale, enserrant l'intestin grêle.

Dévidement de l'intestin.

Vérification minutieuse, aucune perforation, absence d'hémorragie.

Fermeture du ventre *à un seul plan* avec fil d'argent.

Suites opératoires. — Excellentes; réunion par première intention, parfaite. 20 jours après, malade sort.

Particularités de cette observation. — Etat général, bon, coïncidant avec hernie intestinale, d'ailleurs intacte.

Laparotomie latérale au siège de la plaie.

Suture à un seul plan de la paroi, avec fils d'argent.

————

Observation XXX

(Résumée).

Due à l'obligeance de M. le docteur F. Piéni, Chirurgien des Hôpitaux
de Marseille.

Plaie pénétrante de l'abdomen par coup de couteau sans lésion
viscérale. — Laparotomie médiane. — Eviscération. — Guérison.

F...... Emile, 30 ans, mécanicien, frappé, le 26 février
1900, à 8 heures du soir, d'un coup de couteau dans l'abdomen, est amené à l'Hôtel-Dieu à 1 h. 1/2 du matin salle
Cauvière, n° 1, service de M. le professeur Combalat).

Plaie située à 5 centimètres au-dessous de l'ombilic, sur la
ligne blanche; hernie épiploïque, de la grosseur d'une châ-
taigne.

État du blessé. — Pâle; a perdu beaucoup de sang; malgré
cela, paraît bon Pouls un peu faible, 70. — Respiration, 28.
Pas de sueurs.

Pas de refroidissement des extrémités, a eu des vomissements alimentaires à deux reprises différentes, avant son
arrivée à l'hôpital.

La percussion de l'abdomen ne révèle rien de particulier.

Laparotomie médiane (27 février, à 10 heures matin).
(14 heures après l'accident). Chloroforme.

Pas de sang épanché dans le péritoine.

Résection de la hernie épiploïque.

L'éviscération ne révèle aucune perforation intestinale.

Fermeture du ventre. Surjets au catgut, du péritoine. Surjets à la soie, des parois. Crins à la peau.

Suites opératoires. — Le 28, température 39°, pas de

vomissements, glace sur le ventre, extrait thébaïque. On donne une purgation.

3 mars. Thermomètre 37°5.

6 mars. Premier pansement; quelques points ont suppuré.

Jours suivants : pansements continués, un peu de suppuration de la paroi.

Guérison complète. — Malade sort 2 avril.

Particularités de cette observation.-— État général assez bon, malgré la pénétration, et hernie épiploïque, mais sans lésion viscérale.

Laparotomie pratiquée 14 heures après.

Pratique de l'éviscération.

Observation XXXI

(Résumée)

Due à l'obligeance de M. le Docteur Laune (Communiquée par M. le docteur Piési).

Plaie pénétrante de l'abdomen par coup de couteau. — Sans lésion viscérale. — Laparotomie médiane. — Éviscération. — Guérison.

F... Edmond, 22 ans, tapissier, frappé, le 23 janvier 1900, vers les 9 heures du soir, d'un coup de couteau dans l'abdomen, est amené à l'Hôtel-Dieu, vers 11 heures du soir (salle Moulaud, n° 12), service de M. le professeur Villeneuve.

État actuel. — Excellent; le malade donne tous les renseignements. P. = 100 ; R. = 24. Pas de sueurs.

La plaie est située à un centimètre à droite de la ligne blanche, et à 0,03 centimètres au-dessus de l'arcade de Fallope ; longue de 0,03 centimètres, oblique en bas et en dehors. Il s'en échappe une petite masse épiploïque

Percussion de l'abdomen. — Rien de particulier, ventre souple, pas distendu, pas de sonorité pré-hépatique.

Le malade, sondé, émet 200 grammes urines non sanguinolentes.

LAPAROTOMIE MÉDIANE (4 heures après l'accident).— Résection de l'épiploon hernié.

Eviscération. — Pas de perforation. Suture au catgut de la plaie péritonéale produite par le couteau; asséchement de la plaie.

Fermeture du ventre, avec technique habituelle.

25 janvier. Une imprudence du malade, alimentation trop abondante, amène vomissements alimentaires, suivis de vomissements d'un vert sale; douleur assez vive de l'abdomen.

Péritonisme. — Glace, champagne.

26. Un peu de météorisme, douleur assez vive, faisant crier le malade; vomissements verdâtres. Pas de température; diète, glaçons.

28. Vomissements ont cessé.

29. Premier pansement; la plaie a bon aspect.

5 février. — Deuxième pansement; on enlève les fils; réunion par première intention.

20. Malade sort complètement guéri.

Particularités de cette observation. — Pas de lésion viscérale. Pratique de l'Eviscération.

Observation XXXII

(Résumée)

Due à l'obligeance de M. le docteur Phiai

Plaie pénétrante de l'abdomen par coup de couteau. — Lésions viscérales. — Perforation de la veine cave inférieure. — Laparotomie. — Éviscération. — Mort. — Autopsie.

Le nommé M..., 37 ans, cordonnier (Hôtel-Dieu, salle Cauvière, n° 1), frappé, le 19 février 1900, d'un coup de couteau, à 11 heures du soir, est transporté à l'hôpital à 2 h. 1/2 du matin.

Il présente une plaie siégeant à 3 cent. en dehors de l'ombilic, du côté droit, à bords nets, longue de 1 cent. 1/2, se dirigeant de haut en bas et de dedans en dehors.

Pas d'hémorragie, pas de hernie. Lavage, suture.

État du blessé. — Est un peu pâle, possède toute sa connaissance. Pouls = 68, plein, régulier. Respiration = 28; pas de sueurs, pas de refroidissement des extrémités, pas de nausées, pas de lipothymie.

Percussion de l'abdomen. — Rien de spécial, pas de sonorité pré-hépatique, pas de matité dans la fosse iliaque, ni au niveau de la plaie.

Le malade se plaint du ventre ; injections sous-cutanées de morphine.

6 heures matin : a eu quelques régurgitations liquides, a bien uriné.

9 heures matin : Pouls = 116. Respiration = 40. Température 36°5.

M. le professeur Combalat, qui voit le malade, décide l'intervention.

Laparotomie médiane, sus et sous-ombilicale (12 heures après l'accident), révèle deux plaies de l'intestin grêle, qui sont suturées à la Lembert, et une éraillure du mésentère, également suturée.

En continuant l'éviscération, on voit des caillots assez volumineux, et en les suivant, on arrive sur une plaie longitudinale de la veine cave inférieure, d'où bouillonne le sang ; compression de la veine, pince, fil passé au-dessous. Ligature double du vaisseau ; hémostase complète.

Suture péritonéale, à la soie ; muscles, soie aussi.

Crins de Florence pour la peau.

Mort dans la journée

Autopsie montre qu'il n'y avait pas d'autre perforation de l'intestin ; la plaie de la veine cave siégeait à 2 cent. au-dessus de la réunion des deux iliaques primitives ; la veine avait été transpercée de part en part.

Particularités de cette observation. — État général bon, coïncidant avec lésions viscérales, et perforation de la veine cave.

Intervention, 12 heures après l'accident.

Pendant ces douze heures, des caillots ont pu produire une hémostase momentanée, mais incomplète de la veine cave.

Observation XXXIII

(Due à l'obligeance de M. le docteur Piéat)

Plaie thoraco-abdominale par coup de couteau. — Perforation de l'estomac. — Laparotomie. — Mort. — Autopsie.

Le nommé Musso S...., journalier, frappé d'un coup de couteau le 21 mai 1900. est transporté à l'Hôtel-Dieu (salle Cauvière, brancard) à 4 heures du matin.

La plaie siège au niveau du cinquième espace intercostal gauche; elle touche, par une de ses extrémités, l'aréole du mamelon, oblique en bas et en dehors, d'une longueur de trois centimètres; de son orifice sort un bouchon épiploïque, du volume d'une noisette.

Pas d'hémorragie externe.

État du blessé. — R = 64, douloureuse.

L'auscultation du cœur révèle un peu de tachycardie, pas de bruit hydro-aérique, la percussion précordiale donne la matité habituelle; l'espace de Traube est sonore. L'auscultation du poumon en arrière n'est pas faite, de peur de déplacer le malade

La face est un peu pâle : pas de sueurs. P. = 100. Les extrémités ne sont pas très chaudes. Shock accentué; le malade a eu un vomissement de matières noirâtres; pas de sang.

Sonorité pré-hépatique, se confondant avec sonorité abdominale. Température, 36°5; injections de sérum.

LAPAROTOMIE (à 8 heures du matin): Ligature et résection de la hernie épiploïque; on trouve solution de continuité du diaphragme et plaie de l'estomac à 3 centim. du cardia; suture à la Lembert; on arrive difficilement à suturer le dôme diaphragmatique, attiré avec pinces de Kocher.

Fermeture du péritoine après assèchement.

Occlusion de la plaie thoracique. — Pansement.

Malade meurt dans la soirée.

Autopsie. — Plaie du 5ᵉ espace intercostal gauche; l'artère n'a pas été lésée. La cavité pleurale gauche est remplie de sang liquide, environ un litre et demi. Poumon rétracté, pas de plaie appréciable.

Diaphragme, plaie de trois centim.

Estomac. — Plaie suturée; à l'intérieur vacuité, pas de sang, suture a bien tenu. Pas d'autre plaie intestinale.

Particularités de cette observation. — État général mauvais, coïncidant avec une perforation de l'estomac.

Opération pratiquée quatre heures après l'accident.

Il s'agit ici d'une véritable plaie thoraco-abdominale, au niveau du 5e espace intercostal gauche, en dehors du mamelon, mais empiétant un peu sur lui.

L'épiploon faisait hernie.

L'opération a consisté dans la laparotomie.

Il est expressément noté que la suture de la plaie faite au dôme diaphragmatique fut particulièrement difficile.

Nous verrons ultérieurement les enseignements qui résultent de cette importante observation.

Observation XXXIV

(Personnelle)

Plaie pénétrante de l'abdomen par coup de couteau. — Hypocondre droit. — Sans lésion viscérale. — Hémorragie externe abondante. — Guérison.

Le nommé M... François, 35 ans, italien, robuste, scaphandrier, est frappé, le dimanche 19 janvier 1902, vers 3 heures de l'après-midi, d'un coup de couteau dans la région de l'hypocondre droit.

Je vis le blessé, dont l'état me parut inquiétant, vers 9 heures du soir.

Il était très pâle, oppressé, le pouls faible et rapide ; le ventre, légèrement douloureux à la pression, ne présentait ni matité, ni contracture ; pas de vomissements. Température normale.

A l'auscultation, le cœur révélait des souffles d'une anémie aiguë et des faux-pas ; les contractions paraissaient se faire dans le vide ; le malade accusait lui-même, d'une voix faible et éteinte, des vertiges et des sifflements d'oreilles ; il avait eu, paraît-il, avant mon arrivée, quelques évanouissements.

N'osant trop le faire parler, tant sa faiblesse était grande, j'appris par l'entourage, qu'il avait été frappé vers 3 heures de l'après-midi, sur l'esplanade de la Cathédrale, d'un coup de couteau dans le ventre.

Examinant la région, je constatai qu'il existait, en effet, une plaie produite par coup de couteau, longue de 3 centimètres environ, située dans l'hypocondre droit, à quatre travers de doigt au-dessous des fausses côtes ; je la désinfectai soigneusement et la débarrassai d'un caillot noiràtre formé de sang et d'un morceau d'amadou, introduit dans la plaie pour en arrêter l'hémorragie.

La blessure était manifestement pénétrante, sans issue d'épiploon, visible au fond de la plaie ; à part le sang rien ne s'en échappant : gaz, matières, liquides organiques, je crus pouvoir affirmer l'absence de lésions viscérales

Malgré la faiblesse très grande du malade, je conseillai son transport à l'Hôtel-Dieu, peu éloigné de là, la famille s'y refusa ; un chirurgien, que je voulais m'associer, me fut également refusé.

Ne voulant pourtant pas abandonner mon malade, je résolus de faire moi-même le nécessaire.

Injections : éther, caféine, alcool.

Potion : sulfate de spartéine, kola, coca.

Puis, je dirigeai mes recherches vers la source de l'hémorragie, qui, depuis l'enlèvement de l'amadou-tampon, s'était reproduite, et lentement vidait mon malade.

La plaie étant suffisamment large, je ne me vis pas dans l'obligation de l'agrandir : je l'épongeai et la désinfectai soigneusement, et pus voir dans son fond une artériole de la paroi qui donnait ; immédiatement je la liai ; je ne pouvais croire que ce fût l'unique source de l'hémorragie, tant la perte de sang avait été grande ; pourtant, asséchant de nouveau, je n'aperçus plus aucune trace sanguine, l'hémorragie avait cessé.

La plaie fut bourrée à la gaze iodoformée ; une forte couche de coton boriqué fut appliquée par dessus, le tout maintenu par un bandage de corps légèrement compressif.

Les suites furent excellentes ; la plaie, régulièrement pansée, n'avait jamais suppuré, la cicatrisation se fit en un mois. Le blessé, qui n'avait conservé de cet accident que les effets d'une grande anémie, n'eut aucune réaction péritonéale ; sa température n'atteignit jamais 38°.

Particularités de cette observation.— Il s'agit ici d'une plaie pénétrante, mais non viscérale.

Le pansement à la gaze iodoformée, a réalisé un excellent drainage, qui a permis la guérison.

Observation XXXV

(Inédite)

Plaie pénétrante de l'abdomen par balle de revolver. — Nombreuses lésions viscérales. — Laparotomie médiane. — Mort.— Autopsie.

Le nommé R. L..., 27 ans, journalier, frappé le samedi 9 juillet 1904, à 11 heures du soir, d'une balle de revolver dans le ventre, région de l'hypocondre droit, est conduit à l'Hôtel-Dieu, salle Moulaud n° 27, (professeur M. Villeneuve) vers 2 heures du matin.

Le blessé est dans un état sub-syncopal : Faciès anxieux, pâle : refroidissement des extrémités. Pouls = 120, petite tension. régulier. A eu deux vomissements.

Ventre douloureux, surtout à la région stomacale ; il y a de la contracture et de la sonorité pré-hépatique.

La pénétration n'étant pas douteuse, l'intervention est décidée.

Laparotomie médiane.

Antisepsie ; sérum. 400 grammes. — Chloroforme.

Le ventre, ouvert, montre une grande quantité de sang, des caillots, des matières et des gaz.

Devant l'état grave du malade, presque en hypothermie, l'opérateur, malgré la multiplicité des lésions, ne pratique pas l'Éviscération complète ; il se contente du simple dévidement.

L'assèchement de la cavité péritonéale pratiqué, on découvre :

1° Cinq perforations de l'intestin grêle, anses du jejunum ; trois de ces perforations siègent sur le bord mésentérique : ce sont des plaies éclatées, le bouchon est représenté par une muqueuse éversée, n'oblitérant pas du tout ;

2° Deux plaies de l'estomac, traversé de part en part : une artériole de la paroi stomacale saignait abondamment ;

3° Deux plaies mésentériques donnant lieu à hémorragie. L'épiploon est infiltré de caillots et de sang ;

4° Une plaie du foie, par éclatement de son bord.

Assèchement, à l'aide de tampons, de toute la cavité. Ligature des artérioles. Suture des perforations (suivant la technique habituelle).

Suture de la paroi, à 3 plans ; sérum, 400 grammes.

Enveloppement ouaté des extrémités. Éther, caféine en injections.

Durée de l'opération, 1 h. 1/2.

Mort dans la journée, à 4 heures de l'après-midi.

Autopsie « pratiquée par M. le docteur Dufour, médecin légiste » (due à son obligeance).

La balle n'a pas été retrouvée, malgré une éviscération complète ; il n'y a pas d'orifice de sortie, elle est probablement perdue dans les matières.

Le caractère des lésions indique qu'il s'agit d'une balle blindée.

L'estomac a été percé de part en part, au niveau du pylore : il était rempli de caillots.

Le bord du foie a été sectionné.

Cinq perforations de l'intestin grêle. Aucune perforation n'a échappé à l'examen.

Un peu de sang dans le petit bassin.

Mort de septicémie péritonéale suraiguë.

Observation XXXVI

(Inédite)

**Plaie pénétrante de l'abdomen par coup de revolver. — Double
perforation du rectum. — Laparotomie médiane. — Eviscération.
— Mort. — Autopsie.**

Le nommé M... François, 22 ans, charretier, fortement
musclé, frappé le samedi 9 juillet 1904, à 11 heures du
soir, d'un coup de feu (balle de revolver), est transporté à
l'Hôtel-Dieu à 1 heure du matin, salle Moulaud, n° 28. (Service de M. le professeur Villeneuve.)

Antécédents. — A habité pendant dix ans l'Algérie, où il
a contracté les fièvres paludéennes.

Etat du blessé. — Faciès pâle, anxieux. Pouls = 115, rapide,
bien frappé; a eu deux vomissements avant son entrée à
l'hôpital.

Le ventre est douloureux sur toute la surface, contrac-
turé, pas de sonorité pré-hépatique.

Il porte une plaie siégeant à la fesse gauche, toute petite,
saignant à peine.

Le chef de clinique chirurgicale, soupçonnant la pénétration, décide l'intervention.

LAPAROTOMIE MÉDIANE, pratiquée à 4 heures du matin.
Toilette du malade. — Sérum, 400 grammes. — Chloroforme.

Le ventre, ouvert, contient une grande quantité de sang,
des caillots et des gaz.

L'opérateur, devant la quantité de sang qu'il aperçoit
(1 litre environ) et ne pouvant en retrouver la source, pratique l'*Eviscération complète* (anses intestinales déposées sur
des compresses chaudes et aseptiques).

Le ventre, soigneusement asséché et débarrassé des caillots qu'il contient, est attentivement examiné.

L'hémorragie provient d'une plaie mésentérique où, quelques petites artérioles qui donnent, sont immédiatement liées.

Le trajet de la balle, inspecté, montre que celle-ci, après avoir frappé en pleine masse fessière, a contourné l'os iliaque, pénétrant dans le ventre par l'échancrure sciatique.

Le rectum, à 12 centimètres de l'anus, présente une double perforation; il est traversé de part en part.

La balle (qui nous a été montrée) est retrouvée dans le petit bassin, c'est une balle blindée de 6 millimètres.

Suture en bourse, avec enfouissement séro-séreux, à la Lembert.

Assèchement de la cavité péritonéale.

Fermeture du ventre à trois plans : catgut, griffes de Michel.

Durée de l'opération: 3/4 d'heure. 2° injection de sérum, 400 grammes.

Le 10 (soir de l'opération). — Température, 38°5.

11. — matin, Température 39°2; — soir, 39°6 ; pas de réaction péritonéale.

12. — Malade a dormi. Température matin, 38°8 ; soir, 39°8 ; pouls, 120, plein, fort, régulier, urine demi-litre, en deux fois, couleur acajou ; a eu une selle noirâtre, paraissant contenir du sang.

Le malade fait de l'ictère.

13. — Température matin, 39°2; soir 40°2. Pouls, 120, bon. Respiration normale.

Le malade suce quelques glaçons, boit limonade. Urine augmentée (1 litre environ), moins foncée.

Ictère diminue du côté de la peau, persiste du côté des sclérotiques.

A eu une selle. — Malade repose. — Pas de réaction.

Le premier pansement montre une plaie exempte de suppuration, un ventre souple, pas douloureux. Un lavage intestinal, à l'aide d'une longue sonde, ne ramène qu'un liquide
trouble, contenant peu de matières.

14. Temp. 39,6. Le malade, qui est très calme, prend du
lait glacé; on lui administre 0,60 centigrammes de calomel.

P. : 124, régulier. R. 32.

A eu de l'épistaxis. — Aucune réaction.

Ictère diminue. — Urines, un litre, rouges.

14 soir. La température reste élevée. le malade faiblit, la
soif est vive.

15 matin. Pouls fuyant, faciès tiré, dyspnée marquée,
refroidissement des extrémités; le malade plaint, les urines
sont rares, très foncées.

Dans la soirée, léger délire, le malade chante.

Mort (9 heures du soir).

Autopsie pratiquée par M. le Dr DUFOUR, médecin légiste
(due à son obligeance).

Rectum traversé de part en part dans sa partie supérieure.

Une plaie du mésentère.

Les sutures ont tenu.

Le ventre contient du sang et du pus en quantité.

Le muscle psoas-iliaque est infiltré de sang, sa gaîne est
déchirée.

Le petit bassin contient du liquide purulent.

Le malade a succombé à une péritonite purulente.

———

CHAPITRE SECOND

ÉTUDE DES OBSERVATIONS

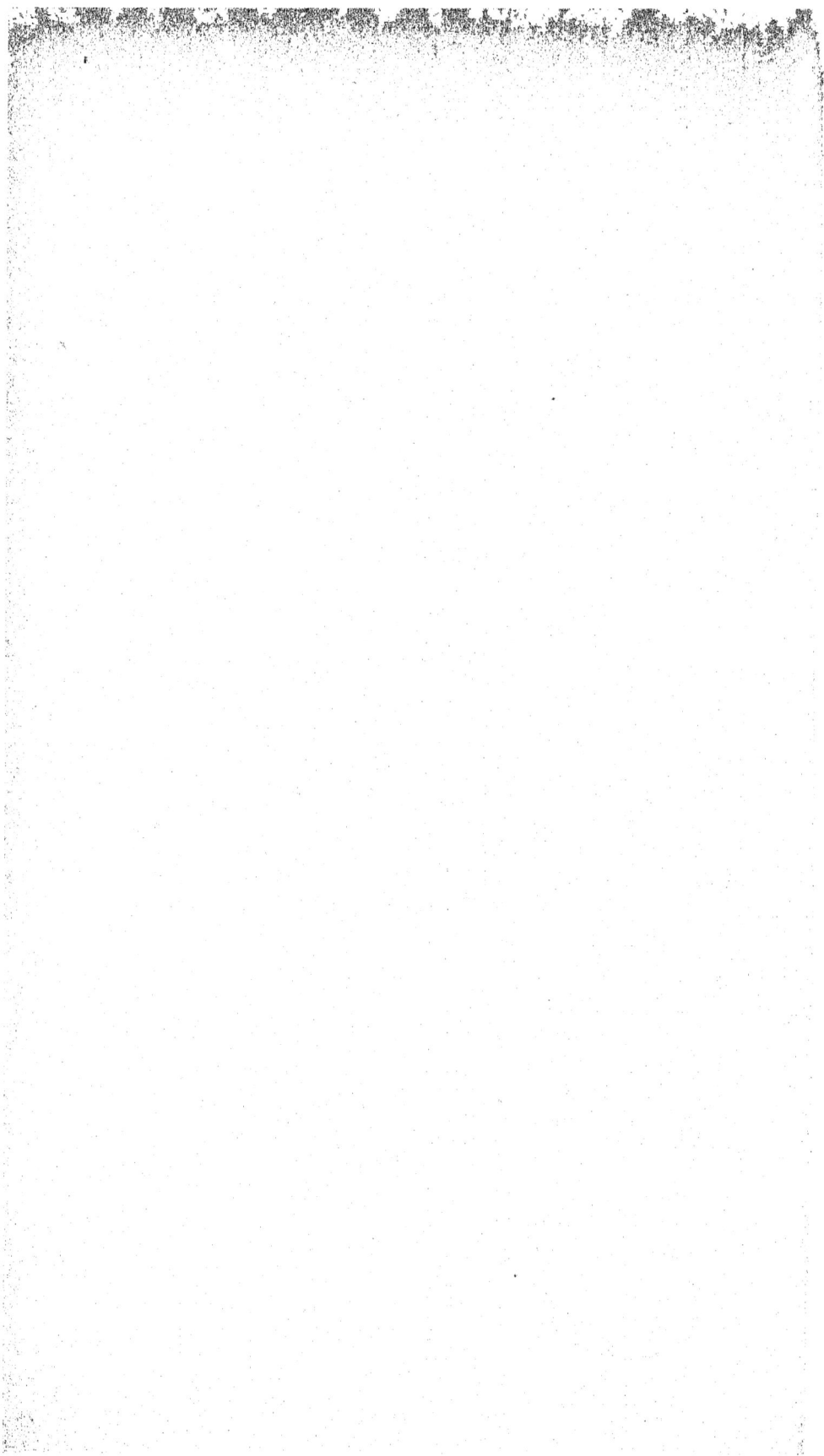

CHAPITRE SECOND

Etude des Observations

Arrivé au terme de l'étude de ces **Trente-Six** Observations, il nous est possible maintenant de tirer des conclusions intéressantes.

Ces conclusions s'étayeront d'autant plus solidement, qu'elles reposent sur une série de faits tirés du même milieu, dus à un petit nombre de chirurgiens, ayant reçu à peu près la même éducation chirurgicale, et qui ont eu à faire face à la presque totalité de la **Chirurgie Intestinale d'urgence**, qui s'est offerte dans les Hôpitaux de Marseille, durant le cours de ces trois dernières années.

Nous comptons présenter ici ces conclusions méthodiquement, en étudiant successivement, dans ce qu'il peut y avoir d'un peu neuf et d'original : l'**Anatomie pathologique**, les **Symptômes** et le **Diagnostic** ; et surtout, chose capitale, les **Indications Thérapeutiques** qui en résultent, ainsi que le **Manuel Opératoire**.

ANATOMIE PATHOLOGIQUE

Une chose se dégage immédiatement, c'est la différence profonde qui existe entre les lésions produites par l'Arme blanche, et celles dues aux balles de Revolver.

C'est ainsi que, dans les plaies produites par le couteau, nous ne relevons jamais que 2 ou 3 perforations.

Sur plusieurs blessés, au contraire, par balles de revolver, nous avons constaté : 6 perforations : Juge (obs. IX), 8 perforations (obs. VII), 20 perforations (obs. VI);

7 perforations : Reynès (obs. XI), 6 perforations (obs. XIV), 10 perforations (obs. XVII).

12 perforations : Robert (obs. XXIV).

8 perforations obs. XXXV).

Dans un travail [1], Karg signale 15 perforations par balle de revolver, sur un jeune homme de 16 ans ; dans un deuxième cas, il s'agit de 9 perforations.

Le docteur Zeller, de Berlin [2], présente 2 cas: le premier avec 6 perforations, sur un vieil alcoolique; le deuxième cas, avec 11 perforations, concerne un étudiant, qui reçut dans un duel une balle dans le ventre.

M. Poppert [3] (cas d'un étudiant blessé d'une balle de pistolet dans le ventre) cite douze perforations intestinales.

[1] Médecine Internationale, page 201
[2] Ibid.
[3] Médecine Internationale (juin 1898).

Le Dr Bessel relate l'observation d'un jeune homme présentant onze perforations par balle de revolver [1]. Le blessé, à qui on fit la laparotomie et une résection d'une portion d'intestin de 30 centimètres, succomba plus tard à une gangrène pulmonaire consécutive à la pénétration dans les voies respiratoires de matières vomies.

Le Dr Reynès (communication, *XIVe Congrès de Chirurgie*, Paris 1901) relate chez un de ses opérés onze perforations intestinales par balle de revolver, suivies de guérison.

Sur les 87 cas relatés dans les tableaux de l'excellente thèse de Piéri [2], nous relevons :

7 observations avec	6	perforations
2 —	7	—
4 —	8	—
2 —	9	—
2 —	11	—
1 —	12	—
2 —	14	—
2 —	16	—
1 —	20	—
1 —	21	—

24 fois sur 87 cas,

soit une proportion de 27,60 %. Sur nos 14 cas de blessures par coup de feu, huit fois on compte plus de six perforations, soit 57 %. Cette augmentation de gravité s'explique par la généralisation des armes tirant des balles blindées.

Il ressort de plus, de notre tableau, que pas une fois il fut donné d'observer des coups de feu intéressant seulement la

---

[1] Médecine Internationale (Juin 1896).

[2] Piéri : Des plaies pénétrantes de l'abdomen par armes à feu (Montpellier 1901).

paroi. Toujours, et le plus souvent très gravement, les viscères abdominaux ont été intéressés. Ce fait est dû à l'usage *des balles blindées* que tirent actuellement les revolvers qu'ont en mains les apaches marseillais.

Leur force de pénétration est telle que nous voyons (Juge, obs. VI) une balle venir labourer l'intestin, après avoir traversé les muscles de la fesse et l'os coxal ; chez un autre blessé, dont l'histoire est parvenue à notre connaissance, une balle traverse le ventre et vient perforer l'os coxal, au niveau de la fosse iliaque. Enfin l'obs. IX (Juge) est l'histoire d'une balle de revolver qui a traversé le ventre de part en part, du flanc droit au flanc gauche, sans dévier de la ligne droite, tout comme l'eût fait un projectile d'arme de guerre.

La perforation par balle est encore particulièrement grave, par la constitution même de la plaie faite à la tunique intestinale.

Les opérateurs, dont les observations se trouvent relatées dans notre travail, sont unanimes à insister sur l'existence de l'*Eversion* de la muqueuse intestinale.

Il arrive parfois, comme dans le cas relaté par le docteur Reynès (*Congrès de Chirurgie*, Paris, 1901), que les bords de la muqueuse, ainsi éversés, s'adossent et forment une sorte de protection au péritoine contre l'infiltration stercorale. C'est le fameux, le trop fameux «*bouchon muqueux*», sur lequel les temporisateurs d'il y a 15 ans fondaient tant d'espoir, et qu'ont constaté Reclus et Noguès, Vogt, Travers, Brouardel, Hamilton, Parker, Bull, Estor, de Montpellier.

Ce bouchon-là, d'ailleurs, est le plus souvent insuffisant; quelquefois même, c'est un vrai *bouchon septique*.

Inutile de dire que nous n'avons pas la moindre confiance dans son efficacité comme agent de protection du péritoine. Et d'ailleurs, ce sont là les cas favorables, car bien souvent

(Juge. *Observ.* VI, IX; Reynès, *obs.* XIV), la balle ayant déterminé de véritables arrachements de la paroi intestinale, la muqueuse était bien éversée, mais n'oblitérait rien du tout.

Soit avec le couteau, soit avec le revolver, l'*Hémorragie* est un accident fréquent, même presque constant, qu'on trouve relaté dans la plupart des observations ; accident fort gênant d'ailleurs, au point qu'il a entraîné plusieurs opérateurs à pratiquer l'*Eviscération*, presque systématiquement.

Rarement, si ce n'est dans un cas (Piéri, *obs.* XXXII, blessure de la veine cave), vaisseau important fut blessé. Nous trouvons surtout notées des lésions de rameaux mésentériques, épiploïques et même épigastriques.

Ces petites artérioles, d'ailleurs, donnaient constamment et avaient produit des épanchements sanguins considérables dans le péritoine. Ce fait vient confirmer ce que nous savons sur la gravité des hémorragies des moindres branches artérielles dans le ventre.

A noter aussi, comme cause non signalée par les auteurs, la blessure d'un des vaisseaux épigastriques, ou même d'une de leurs branches. Dans ce cas, comme dans l'observation Première (Juge), la fente du péritoine permettait au sang de pénétrer dans le ventre, où il s'accumulait en quantité telle, qu'on aurait volontiers assigné comme origine à cette hémorragie un vaisseau plus important.

C'est là un point de la plus haute importance pratique.

Le pourcentage de cet accident est d'ailleurs très variable ; c'est ainsi que, dans la statistique de Piéri (thèse), l'hémorragie est signalée 26 fois sur 87 cas, et que nous arrivons nous-même à trouver une proportion de 15 cas sur 36 observations.

Nombre d'auteurs ont rapporté des faits frappants : tel

POPPERT[1], qui signale un cas d'hémorragie abondante, par balle de pistolet, ayant sectionné 5 vaisseaux mésentériques.

Le cas du docteur ADENOT[2], où une blessure du rein gauche fut produite par balle de revolver, avec intégrité de l'intestin et hémorragie ; malgré tout, la guérison suivit.

Tel aussi le cas de DOYEN[3], où une balle de revolver traversa le foie, blessure qui fut suivie de mort. (Laparotomie au cinquième jour.)

CHAPUT[4] cite aussi le cas de MORESTIN (séance du 26 décembre 1900) d'un jeune homme frappé de syncope par hémorragie — section vaisseaux spermatique et épigastrique par coup de couteau), et qui guérit après intervention.

Nous relevons, dans la thèse de RONDANI[5] (obs. VI), Hémorragie ayant entraîné la mort (dans un cas d'abstention) par section de l'épigastrique.

(Obs. VII) section d'une branche pylorique. Abstention. Hémorragie. Mort.

(Obs. XIX) Hémorragie épiploïque. Intervention. Guérison.

Dans la thèse de LEBRETON[6], nous relevons 18 cas d'hémorragie ; 8 se sont terminés par la mort, dont un au cinquième jour, de delirium tremens. L'auteur ajoute, avec juste raison, que l'hémorragie est le premier élément de gravité dans les plaies de la rate. Notre observation II, où le blessé, malgré un état général bon, aurait, sans l'heureuse intervention pratiquée par le docteur JUGE (splénectomie

---

[1] Médecine internationale (janvier 1898).
[2] Echo Médical de Lyon (15 janvier 1898), p. 22.
[3] Revue critique, Médecine et Chirurgie (Clinique), septembre 1901.
[4] Gazette hebdomadaire, Médecine, Chirurgie (3 janvier 1901).
[5] RONDANI (thèse Bordeaux, 1900) ; Des plaies pénétrantes de l'abdomen par armes blanches.
[6] LEBRETON ; Plaies de la rate (Paris, mai 1904).

une heure après l'accident), fatalement succombé à l'hémorragie, en est un exemple frappant. C'est également à l'hémorragie d'une plaie méconnue de la rate qu'a succombé le
blessé de l'observation XX.

Quelle que soit la source de cette hémorragie, les difficultés
sont les mêmes ; le sang fuse de tous les côtés et dans tous
les sens, sur le feuillet glissant du péritoine qui revêt le
bassin, les fosses lombaires et les maints replis du mésentère.

Les viscères abdominaux sont fréquemment lésés : Rate
(obs. II, XX) ; Rein (obs. XV) ; Foie (obs. XIII, XXXV) ;
Estomac (obs. XII, XIV, XV, XXI, XXIII, XXXIII, XXXV).

Une mention spéciale doit être réservée ici aux « PLAIES
THORACO-ABDOMINALES » ; nous trouvons mentionné ce genre
de traumatisme dans treize observations de Lebreton[1] (obs.
II, III, VI, VII, XI, XIII, XVII, XVIII, XXI, XXII, XXIV, XXV,
XXVI).

Au XIVe Congrès de chirurgie de Paris (octobre 1901),
FÉVRIER (de Nancy) rapporte un cas de BUTZ, où l'arme tran-
chante traversa la plèvre et le diaphragme, pour aller atteindre la rate. Le blessé guérit, après avoir subi l'extirpation
de la rate par la voie transpleuro-péritonéale (THORACOTOMIE).

DELAGENIÈRE[2] obtient également un beau succès par la
suture de la rate, dans un cas où cet organe avait été
atteint à travers le cul-de-sac de la plèvre et la coupole
diaphragmatique.

Dans nos observations, nous relevons deux cas de plaie
thoraco-abdominale. -- (MELCHIOR-ROBERT, obs. XXI, XXII)
et un cas particulièrement démonstratif de PIÉRI (obs. XXXIII)

Nous croyons devoir insister particulièrement sur ces

[1] LEBRETON. Des plaies de la rate (Thèse Paris, 1901).
[2] Presse médicale (23 octobre 1901.

blessures parce que le fait de la communication de la poitrine et de l'abdomen, à travers une boutonnière faite au diaphragme, constitue une complication sérieuse, aussi bien au point de vue du pronostic qu'au point de vue de la nature de l'intervention et de la ligne d'incision.

Ce problème thérapeutique est d'ailleurs d'une importance telle que nous lui donnerons le développement nécessaire, à l'article TRAITEMENT.

SYMPTOMES ET DIAGNOSTIC

Longtemps on a vécu sur cette idée posée en principe, à savoir que la gravité de l'état général d'un blessé traduisait très fidèlement les lésions intestinales, au point que l'altération des traits, le refroidissement des extrémités, la petitesse du pouls, la sonorité pré-hépatique, la matité dans les fosses iliaques et la contracture de la paroi abdominale, semblaient être l'apanage exclusif des lésions des viscères abdominaux ou de l'hémorragie interne. Cette idée, exprimée sous une forme aussi absolue, ne répond pas à la réalité des faits, et nombreux sont les cas où l'existence de graves désordres coïncide avec un état général nullement alarmant.

Tout d'abord, une première catégorie de blessés, ceux dont la blessure est pénétrante, sans pourtant intéresser aucun viscère de l'abdomen ; dans ces cas, l'état général reste bon. — *Couteau.* (Obs. I, VIII, XIX, XXII, XXVIII, XXIX, XXX, XXXI.)

Bien plus, on voit des malades dont l'intestin a été perforé et qui ne traduisent au dehors cette grave atteinte par aucun symptôme, je ne dirai pas pathognomonique, mais simplement alarmant. - *Couteau* (Obs. II, III, XIII, XVIII, XX, XXI, XXVII, XXXII). — *Revolver* (Obs. IV, XIV, XVII.)

Nos observations ne font que corroborer d'ailleurs un fait qui n'a pas échappé à d'autres observateurs. C'est ainsi que REYNÈS insiste, dans sa communication au XIVe Congrès de chirurgie, sur l'état général remarquablement bon de son

blessé, et pourtant la laparotomie mit au jour *onze* perforations intestinales. Piéri, d'autre part, dans son tableau, où
87 cas de plaies pénétrantes de l'abdomen sont collationnées,
relève l'état général : Bon dans 15 cas, Assez Bon dans 14,
et Mauvais dans 32 ; dans 26 observations, n'existe aucune
indication.

Ce n'est que dans le cas de perforations multiples, et
encore le plus souvent par armes à feu, que les symptômes
s'aggravent et acquièrent une réelle signification clinique.

(Obs. VI, VII, IX, XIV, XXIII, XXXV).— C'est dans ces cas
qu'on observe, entre autres symptômes bien connus : l'anxiété
du malade avec respiration saccadée, ses plaintes continuel-
les, bien souvent des vomissements, la petitesse et la dépres-
sibilité du pouls, le refroidissement des extrémités, du nez
principalement, la sonorité pré-hépatique, et surtout la contracture de l'abdomen.

Troisième considération. — Enfin, l'hémorragie interne
elle-même n'entraîne les symptômes classiques qui la décè-
lent que dans le cas d'un épanchement sanguin réellement
considérable.

Couteau (Obs. XV, XXXIII) . — *Révolver* (Obs. XI. XVI).

INDICATIONS THÉRAPEUTIQUES

Il y a quelques mois, dans une leçon, le professeur RECLUS, parlant de la prédilection qu'il avait montrée anciennement pour l'expectation systématique dans le traitement des plaies de l'abdomen de faible dimension, disait, employant une expression pittoresque: qu'il avait parié pour le mauvais cheval. C'est qu'en effet, la thérapeutique d'expectation soi-disant armée ne trouve plus actuellement de défenseurs.

On comprend très bien que l'intervention tardive, alors que la péritonite est déclarée, ne peut qu'être inefficace.

Loin de nous la pensée de renouveler ici les retentissantes polémiques du passé ; nous n'avons nullement l'intention de reprendre les arguments développés avant nous par des plumes plus autorisées.

Aussi bien une des meilleures statistiques établies dans ces dernières années (DOYEN, *Revue critique de Médecine et Chirurgie*, septembre 1901) nous démontre que la mortalité d'abstention s'élève encore de 87 à 90 %.

Les quelques observations apportées par RONDANI (dans sa thèse de Bordeaux, 1900) sont un triste exemple des désastres parfois tardifs qui frappent les malheureux blessés, victimes de l'abstention. C'est ainsi que l'on voit, sur 9 cas, survenir 7 décès, dont l'un, dû à la section de l'épigastri-que, un autre à la perforation de l'estomac, un autre à une perforation intestinale, opérée, la main forcée, quarante heures après, et deux autres enfin, dont l'un est opéré en pleine péritonite, 10 jours après, et le dernier, mourant d'infection, sans qu'on ait pu, même par une intervention *in extremis*, tenter de le guérir.

La statistique globale du même auteur, comprenant les plaies abdominales survenues à l'Hôtel-Dieu de Marseille, de 1894 à 1899, donne au passif de l'abstention: 15 morts sur 38 cas, et à celui de l'intervention, 6 morts sur 22 cas, et encore l'explication de ces insuccès est assez facile à dépister, car il s'est agi, presque toujours, d'interventions fort tardives.

Ces résultats, d'ailleurs, ont été amplement confirmés par les expérimentations de PIÉRI (thèse Montpellier, 1901).

Tels sont les faits, d'accord cette fois avec l'observation et le raisonnement clinique. Rien ne peut, en effet, autoriser l'expectation ; nous croyons avoir démontré, dans les paragraphes précédents, qu'on ne pouvait pas, qu'on ne devait pas établir une corrélation entre l'appareil symptomatique, qui peut être bénin, et les lésions viscérales, qui peuvent être des plus graves.

Nous n'avons pas besoin de rappeler, à ce point de vue, le cas de REYNÈS, communiqué au Congrès de Chirurgie; deux cas de DOYEN, cités dans son article de la Revue critique de Médecine et de Chirurgie; enfin, les deux cas de MELCHIOR-ROBERT (obs. XIX et XXI).

Le cas du professeur DEMONS, de Bordeaux, cité par RONDANI, dans sa thèse (obs. XVIII), est une confirmation plus nette encore. Le blessé, qui avait été frappé d'un coup de couteau dans l'abdomen et dont l'état général paraissait bon, et qui ne fut pas opéré, succomba le surlendemain à une péritonite. L'autopsie, pratiquée par le docteur LANDE, médecin légiste à Bordeaux, révéla, sur l'intestin grêle, une perforation de la dimension d'une grosse lentille, ayant déterminé une péritonite rapidement mortelle.

Même ligne de conduite et même impossibilité de diagnostic pour les hémorragies internes. Les signes de ces hémorragies ne s'appliquent qu'aux inondations péritonéales rapides. Un état général relativement bon ne peut pas, ne doit pas faire conclure à l'absence d'une lésion vasculaire qui ne tardera pas à devenir mortelle, par l'impossibilité de l'hémostase spontanée. Nos observations II, JUGE (splénec-tomie); XX, MELCHIOR-ROBERT (plaie de la rate); XXXII, PIÉRI (section de la veine cave inférieure), en sont des exemples suffisamment démonstratifs.

MANUEL OPÉRATOIRE

L'intervention varie suivant les circonstances.

A ce point de vue, un *distinguo* s'impose immédiatement : a-t-on affaire à une blessure par arme blanche, ou par coup de feu.

Deux indications sollicitent le chirurgien :

1° Traiter la blessure, en la désinfectant et en l'hémostasiant ;

2° Ouvrir le ventre largement, dans le but de porter remède aux lésions internes.

Ces deux indications peuvent se réaliser, parfois par une seule et même incision.

D'autres fois, une double incision peut être nécessaire.

Différents cas peuvent se présenter.

A. — La blessure a été produite par l'Arme Blanche.

1° *La plaie siège sur la ligne médiane ou à côté.* — Dans ce cas, il n'y a pas de difficulté, une seule et même incision médiane permettra de désinfecter le trajet, d'arrêter les jets artériels, et en même temps de se donner une large voie d'approche dans le ventre.

2° *La plaie siège sur le côté.* — S'il est possible de mener par elle une ligne d'incision sur le bord externe du muscle droit, comme dans la laparotomie latérale, il y aura tout avantage à le faire, car, indépendamment du traitement de la plaie, il sera possible d'atteindre, pour les traiter, des lésions faites aux organes abdominaux fixes (foie, rate, côlon, rein). Dans l'observation III, (coup de couteau dans l'hypocondre droit), le docteur Juge a remarqué et a formulé cet avis que la laparotomie médiane eût offert de grandes difficultés ; telle est aussi l'opinion de Chaput, qui, à l'occasion d'un rapport sur une observation du docteur Morestin, vante l'excellence de la Laparotomie latérale, pour aborder les organes fixes[1].

Il est bien entendu que, si la plaie siège en plein flanc, par exemple, les circonstances ne sont plus les mêmes. Il devient de toute nécessité de faire la laparotomie, et de préférence la Laparotomie médiane, une fois que l'incision d'exploration a démontré que la blessure est pénétrante.

3° Si l'incision d'exploration vient à démontrer, ou si tout autre signe fait soupçonner l'existence d'une hémorragie, il faut immédiatement recourir à la Laparotomie médiane ; car avant tout, il faut y voir clair, et seule, cette incision le permet.

B. — Plaies par Arme à Feu

Dans ces cas, les lésions, ainsi que le prouvent nos observations, sont extrêmement complexes et presque toujours très graves. Les perforations intestinales y sont multiples. (Obs. VI, VII, IX, XI, XIV, XVII, XXIV, XXXV.) De plus, l'hémorragie causée par les plaies intestinales, la déchirure du mésentère, de l'épiploon, et des différents mésos, est chose tellement commune qu'a *priori*, on doit conclure à leur existence chez tout individu blessé au ventre d'un coup de feu.

[1] Société de chirurgie (26 décembre 1900) ; art. *Gaz. heb. de méd. et de chir.* (3 janvier 1901).

7

Dans ce cas, une seule incision est possible ; c'est l'incision de la *Laparotomie médiane*, qui permet de traiter les lésions causées aux viscères par le projectile, quel que soit le viscère lésé.

LE VENTRE EST OUVERT. — COMMENT SE COMPORTER ?...

Deux cas se présentent bien nettement.

Lésions localisées. — Le blessé a été frappé par une arme blanche ; il est à supposer que la pénétration est peu profonde et les désordres limités. Ou bien encore, l'incision d'exploration par la plaie même a permis de se convaincre qu'il n'existait pas d'hémorragie. En un mot, pour une raison quelconque, on a fait la *Laparotomie latérale*, ou la *Laparotomie médiane*, passant par la plaie même, comptant bien ne trouver que des lésions peu nombreuses et localisées. Il n'y a ici aucune raison de se départir de la ligne de conduite classique, qui consiste comme l'indique LEJARS, à faire relever les bords de l'incision abdominale par des écarteurs confiés à un aide, et à aller avec précaution et sans rien brasser à la recherche du foyer lésé, et suturer la ou les perforations, après avoir attiré au dehors l'anse intestinale pour mieux l'isoler.

Mais tel n'est pas le cas le plus simple ; tel n'est pas le cas surtout, sur les blessés frappés de coups de revolver. Ici, ce qui domine la scène, ainsi que nous l'avons démontré, c'est *l'extrême complexité des blessures*. Le ventre est à peine ouvert que bien souvent s'échappe une grande quantité de sang, au milieu duquel baignent les anses intestinales, souvent accompagnées de gaz et de matières fécales.

Que faire alors ? Va-t-on plus ou moins péniblement aller à la recherche du point de repère, formé par le cæcum, et de là dérouler toute la longueur de l'intestin grêle, suturant ou réséquant l'intestin, et cela au milieu du débordement du sang, que le jeu des tampons le plus actif, fait par l'aide, est impuissant à arrêter? Ou bien, pour se débarrasser d'abord de cette hémorragie aveuglante, ira-t-on à la recherche des points saignants? Il suffit de s'être trouvé aux prises, une seule fois avec ces difficultés, pour comprendre que la prudence la plus élémentaire commande de laisser de côté toute manœuvre timorée, comme le déroulement anse par anse, et l'assèchement fait au petit bonheur.

Non, cela est impossible, car le long des plans de clivage lisses et polis formés par le péritoine sur le mésentère, dans les fosses iliaques, le bassin et les fosses lombaires, le sang coule dans tous les sens. La voie de salut est toute tracée, c'est l'*Eviscération*.

Manœuvre de l'Eviscération. — L'intestin est amené au dehors. Presque immédiatement, chaque anse blessée est repérée et isolée par une compresse: de grandes serviettes stérilisées et chaudes recouvrent la masse intestinale éviscérée, et aussitôt on va à la recherche du foyer hémorragique. Si l'hémorragie a sa source dans une anse intestinale, elle est rapidement arrêtée. Si le sang vient d'un viscère ou d'un vaisseau intra-abdominal, l'hémostase est possible, car le ventre peut être exploré alors, presque aussi facilement que sur la table d'autopsie.

L'hémorragie a cessé, la toilette de la cavité abdominale est rapidement faite. Immédiatement on s'occupe de réintégrer dans le ventre la portion saine de la masse intestinale qui a été maintenue isolée et protégée par l'entassement des compresses stérilisées. Une serviette aseptique, en plusieurs doubles, recouvre et protège l'ouverture béante du ventre.

Ainsi donc, restent au dehors soigneusement repérées,

depuis le commencement de l'opération, les anses intestinales atteintes, qui vont être traitées comme il convient, au
milieu d'un champ opératoire, soigneusement limité. Les
sutures ou résections sont exécutées suivant la technique
habituelle. Mais des précautions d'une rigueur extrême sont
mises en œuvre pour éviter la contamination par le bol
intestinal.

Celles-ci consistent principalement dans l'usage d'une
aiguille différente pour chaque plan de suture, et dans le
lavage incessant à l'eau stérilisée du foyer opératoire et des
mains du chirurgien.

Telle est la manœuvre de l'éviscération que met en œuvre
le D⁺ Juge, dans sa pratique de Chirurgie d'urgence, et à
qui, nous l'avons vu exécuter plusieurs fois.

Avantages de l'éviscération. — Cette manœuvre présente
incontestablement les avantages suivants :

1° Elle abrège considérablement la durée de l'acte opératoire, sans pour cela augmenter considérablement le shock,
car le déroulement, beaucoup plus lent, est aussi traumati-
sant;

2° Elle permet une recherche rapide et sûre des perforations intestinales ; c'est ainsi que dans l'obs. II (JUGE), pas
une des *vingt* perforations de l'intestin grêle, n'a échappé à
l'opérateur. Dans l'obs. IX, trois perforations ont été méconnues, c'est vrai, mais il est à remarquer qu'elles affectaient
des organes tels que le côlon ascendant et la région du pylore
(organes fixes), qui, précisément n'ont pas été éviscérés. Les
six perforations de l'intestin grêle qui, lui, a été mis dehors,
ont toutes été rapidement repérées et suturées. Il y aurait
plutôt lieu de conclure que, dans ce cas malheureux, l'éviscération a été incomplète et insuffisante;

3° Elle est enfin la ressource la plus précieuse et la plus

sûre, pour combattre les hémorragies intra-abdominales.
Elle permet, en effet, d'hémostasier rapidement, sous le
contrôle de la vue et du toucher, les branches mésentériques
qui peuvent donner dans la masse intestinale éviscérée ; elle
rend possible aussi et même facile la détermination des
vaisseaux qui peuvent saigner dans l'intérieur du ventre.
C'est ainsi que le docteur Juge a pu retrouver la source
d'une véritable inondation péritonéale, qui était due, dans un
cas, à une petite branche épiploïque (obs. V) et dans l'autre,
à une branche de l'artère épigastrique (obs. I) qui versait du
sang dans l'abdomen à travers une brèche insignifiante faite
au péritoine pariétal. Il est certain, pour l'opérateur comme
pour l'assistance, que dans ces deux cas on se fût acharné à
rechercher une source plus grave d'hémorragie, si l'éviscération de la masse grêle, faisant le vide dans la cavité péritonéale, n'avait démontré, jusqu'à l'évidence, qu'il n'y avait
pas d'autre foyer d'hémorragie.

DES PLAIES THORACO-ABDOMINALES

On peut relever dans nos observations *quatre cas* où le thorax fut intéressé, en même temps que le ventre, par l'instrument vulnérant. Dans un cas, Reynés (Obs XIII), la blessure pénétra de la poitrine dans le ventre, à travers les insertions antérieures du Diaphragme, par un coup de couteau porté très obliquement de haut en bas, presque parallèlement à la paroi sans intéresser le cul-de-sac de la plèvre. Dans un autre cas, MELCHIOR-ROBERT (Obs. XXI), la plèvre et le diaphragme furent traversés, et l'estomac largement perforé ; ce qui occasionna une péritonite mortelle ; dans le troisième cas, MELCHIOR ROBERT (Obs. XXII) le diaphragme est traversé, mais la laparotomie médiane démontre l'absence de toute lésion d'un viscère abdominal quelconque, et le malade guérit, sans qu'il soit fait mention de la suture du diaphragme ; dans le quatrième cas enfin, PRÉMI (Obs. XXXIII), l'arme blanche, pénétrant par le 5e espace intercostal gauche, traversa le diaphragme et alla perforer l'estomac à 3 centimètres du cardia ; l'épiploon faisait largement hernie, à travers cette plaie vraiment thoraco-abdominale. La mort survint, et l'autopsie démontra que le malade avait succombé à un hémothorax considérable.

Ces quatre observations sont pleines d'intérêt ; tout d'abord l'une d'elles confirme bien ce qu'on sait déjà de la fréquence des complications thoraciques (pneumothorax ou épanchement sanguin) dans ces plaies thoraco-abdominales. Et si, dans le cas de REYNÉS (Obs. XIII) le diaphragme fut coupé à ses insertions, sans léser la plèvre, c'est là un fait de chance, qui ne se reproduit que très rarement.

Il existe ordinairement une tendance invincible des viscères abdominaux à pénétrer, à travers la plaie du diaphragme, dans la poitrine ; c'est ce qui s'est passé dans la dite observation de Piéau, où l'épiploon faisait hernie à travers le 5e espace intercostal. Cette particularité permet de comprendre la gravité des plaies du diaphragme, gravité telle, que déjà, en 1893, Von Frey réunissait 33 cas sans intervention, donnant 29 morts. Cité par Lenormant [1]) ; sur ces 33 cas, il y eut deux hernies de l'épiploon, et 29 hernies de viscères dans le thorax ; la mort par étranglement survint 21 fois dans un 1/3 des cas, aussitôt après le traumatisme ; dans les autres 2/3, tardivement.

Dans sa thèse, Lebreton relate 13 cas de plaies Thoraco-abdominales, dont 11 suivies d'intervention sous forme de résections costales, ayant entraîné 6 morts. Dans quatre de ces plaies, nous retrouvons encore la hernie de l'épiploon. Des 6 morts, 4 sont dues à l'hémothorax, deux blessés le furent par le couteau, les quatre autres par le revolver. Les deux autres plaies furent traitées par la Laparotomie : dans l'une (Obs. VI), la plaie diaphragmatique ne put être suturée ; traitée par le tamponnement, elle guérit en 3 mois ; dans l'autre (Obs. XXV), un abcès sous-phrénique se forma au dixième jour, la guérison se fit en 2 mois 1/2, le blessé ayant subi la résection de la dixième côte gauche et diverses ponctions pour un épanchement pleural gauche.

On ne peut s'empêcher de remarquer que, dans son cas (Obs. XXXIII), Piéau indique formellement qu'il eut les plus grandes peines à fermer la boutonnière diaphragmatique par la Laparotomie médiane

[1] Revue de chirurgie, 10 mai 1903, p. 617.

C'est, d'ailleurs, la raison pour laquelle FARINATO, le premier (cité par Lenormant), conçut et exécuta la *Thoracotomie*. — Cette conduite nous paraît très recommandable.

C'est celle que paraît avoir suivie le docteur REYNÈS (Obs. XIII), et, d'ailleurs, il atteignit le but qu'il se proposait, puisqu'il put fermer, par cette voie, une sérieuse plaie du foie.

DU DRAINAGE

La question du drainage, suivant des interventions complexes, comme celles que nous rapportons ici, ne peut pas être tranchée par nous.

Les opérateurs ne nous donnent pas, là-dessus, des explications bien complètes, et d'autre part, notre expérience n'est pas suffisamment étendue.

Il semble cependant que les chirurgiens, dont nous relatons les observations, ne montrent pas une grande tendance à l'employer.

Il est certain cependant, à en juger d'après le parti qu'on en tire dans la grande chirurgie gynécologique, et à lire les observations et les comptes rendus des expériences de deux auteurs de thèses récentes[1], que le drainage, sous ses formes multiples, peut trouver à s'employer avantageusement.

[1] PAMARD (Thèse Paris, 1902).— AUBERT (Thèse Lyon, 1903).

STATISTIQUE

(Pour lui donner plus de clarté, nous présentons les résultats séparément)

Couteau

Notre statistique personnelle donne, sur 22 cas, 15 guérisons et 6 décès.

Dans 1 cas (obs. XXXIV), il y a eu abstention, suivie de guérison; il y a lieu de le défalquer.

Il reste donc 21 cas et 6 décès, ce qui donne une mortalité brute de 28,57 %.

Des 6 décès, 5 ne peuvent être inscrits au passif de la laparotomie.

Savoir : (obs. XV) le blessé, qui avait reçu six coups de couteau, deux dans l'abdomen, quatre dans le thorax, et dont la faiblesse était très grande, succomba à l'hémorragie.

Le deuxième (obs. XX), mort par hémorragie, d'une plaie de la rate, méconnue.

Le troisième (obs. XXI), péritonite par perforation de l'estomac, traitée par l'abstention.

Le quatrième cas (obs. XXXII), hémorragie par section de la veine cave; intervention douze heures après.

Et le cinquième (obs. XXXIII), par hémorragie pleurale (plaie thoraco-abdominale) intéressant la plèvre, le diaphragme et l'estomac.

Il nous reste donc :

21 interventions et 1 décès par péritonite, ce qui donne une mortalité raisonnée de 4,75 %.

Vuilliet[1], dans sa statistique, trouve une mortalité brute de 14,78, et raisonnée de 10,09 %.

Celle de Rondani (thèse Bordeaux) est de 7,83 %.

Neuf de nos blessés, ne présentant aucune lésion viscérale et, néanmoins, laparotomisés, ont parfaitement guéri (obs. I, V, VIII, X, XIX, XXII, XXX, XXXI).

Le blessé de l'observation XXXIV a été traité par l'abstention, la largeur de la plaie ayant permis la ligature de l'artériole de la paroi, source de cette hémorragie externe, qui, par sa continuité et son abondance, devenait inquiétante.

De la précocité de l'intervention ont dépendu la plupart de nos succès. Juge (obs. II). Rate extirpée moins d'une heure après l'accident.

Lebreton, dans sa thèse, signale (obs. VI) une hémorragie par section de la rate et où une splénectomie, pratiquée une heure et demie après l'accident, fut suivie de guérison.

Le cas de Delagenière, du Mans (obs. XVIII, citée par Lebreton). Suture de la rate (une heure après). Guérison.

Nous pourrions citer les intéressantes expériences de Piéri (thèse) pour être édifiés de nouveau sur la précocité de l'intervention. A la suite de ses observations, il ajoute que la mortalité augmente en proportion du retard apporté à l'opération.

---

[1] Vuilliet (Thèse de Lausanne, 1897).

Revolver

Cette statistique porte sur 14 cas, avec 11 morts et 3 guérisons seulement.

Ce qui donne une mortalité de 78,50 %.

Nous n'avons pas à la raisonner.

Elle est une des plus élevées ; celle de Reclus et Nogués [1] de 1890, considérée comme effrayante (PIERI, thèse) n'atteignant qu'une mortalité de 78 %.

Tous nos décès sont dus au shock, à l'hémorragie, ou à la septicémie aiguë, résultant des ravages de toutes sortes, produits par les fameuses *balles blindées*, plus terribles que les armes de guerre.

Les lésions observées, et dont la plupart constituaient de véritables arrachements de tissus, ayant nécessité des résections importantes « résection du cæcum et du côlon ascendant » (REYNÈS, obs. XIV), accusent formellement l'agent vulnérant.

Le docteur Dufour, médecin légiste, nous a déclaré que l'estomac du blessé de l'obs. XXXV était littéralement tire-bouchonné et que les cinq perforations de l'intestin ressemblaient à de véritables cratères par éclatement des tissus.

[1] RECLUS ; Revue de chirurgie, 1890.

CONCLUSIONS

1° En matière de « Plaies pénétrantes de l'abdomen », il existe une différence considérable entre les lésions viscérales produites par le couteau et celles dues au revolver.

Dans les blessures produites par le couteau, les lésions dépassent rarement trois perforations.

Dans celles dues à la balle du revolver, l'abdomen est très souvent traversé de part en part, et les perforations se comptent le plus souvent par sept, huit, et quelquefois même jusqu'à douze, quinze et vingt.

Le couteau fait des blessures infiniment moins graves que le revolver. Celui-ci détermine des éversions de la muqueuse, des pertes de substance, et parfois de vrais arrachements.

« Le bouchon muqueux » n'est qu'un bouchon septique, et bien souvent même, il n'oblitère pas la plaie, remplacé qu'il est par une muqueuse éversée qui laisse béant un large orifice.

L'Hémorragie interne est un accident fréquent, presque constant avec le revolver.

Les Viscères abdominaux sont fréquemment lésés.

Les Plaies thoraco-abdominales se retrouvent quatre fois dans nos observations ;

2° Il n'est pas possible d'établir une corrélation entre les lésions viscérales et l'état général.

A aucun prix, le chirurgien ne doit différer une opération, sous prétexte que l'état général est momentanément bon. Ceci est d'une importance capitale sur laquelle nous croyons devoir insister ;

3° En cas de plaie intéressant l'abdomen, on n'a pas à rechercher si la plaie est, ou non, pénétrante ; car, dans ce cas, on peut dire, paraphrasant un mot célèbre : « Le traitement médical n'existe pas. » Une seule formule doit résumer la ligne de conduite obligatoire du chirurgien : *Il faut opérer;*

4° Cette opération variera suivant les cas, depuis la simple incision de recherche au niveau de la plaie, jusqu'à la *Laparotomie médiane xipho-pubienne*, en passant par la *Laparotomie latérale.*

Dans les cas de « Plaie thoraco-abdominale », la Laparotomie est insuffisante, la *Thoracotomie* paraît s'imposer ;

5° L'*Eviscération* est une manœuvre opératoire qui, sous des apparences brutales, ménage le mieux la vie du malade, pour les trois raisons suivantes :

Elle est rapide ;

Elle rend possible l'hémostase ;

Elle permet la recherche précise et méthodique de toutes les perforations ;

Elle doit être pratiquée, suivant une technique bien définie et avec des aides éprouvés ;

6° Le *Drainage* est un moyen utile qu'il est bon de savoir appliquer, car il peut rendre d'éminents services. D'ailleurs ses modes en sont variés.

7° La moyenne de mortalité des interventions abdominales

faites pour blessures par arme blanche est considérablement inférieure à la mortalité résultant des blessures produites par le revolver moderne, qui tire la balle blindée;

8° Il est bien évident que l'*Intervention* a chance d'être d'autant plus efficace qu'elle est plus précoce.

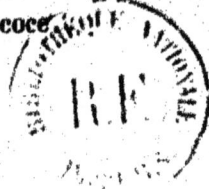

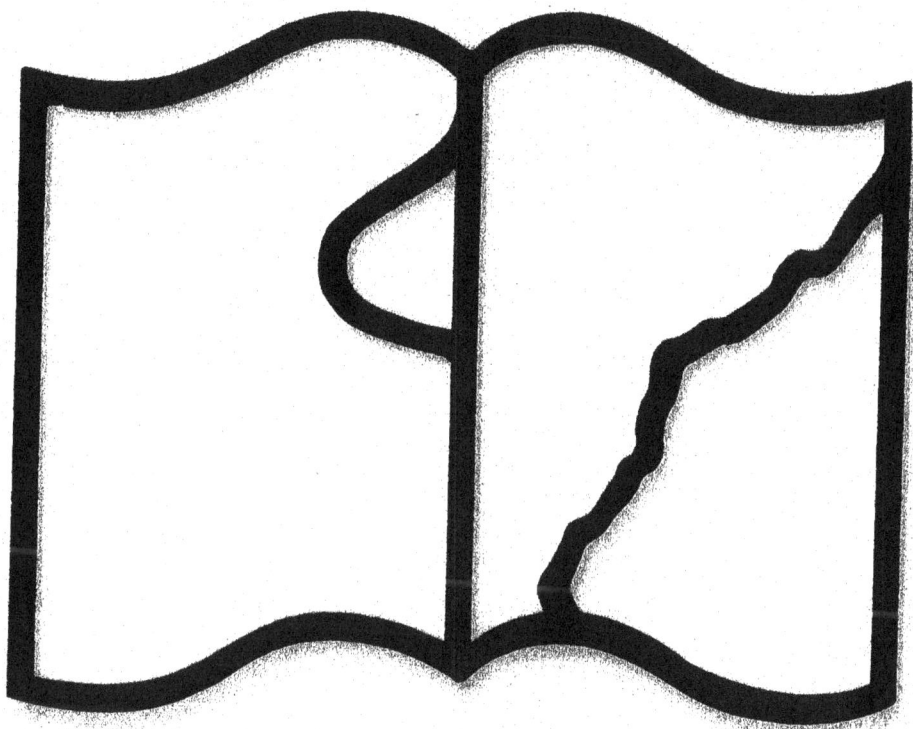

Texte détérioré — reliure défectueuse

NF Z 43-120-11

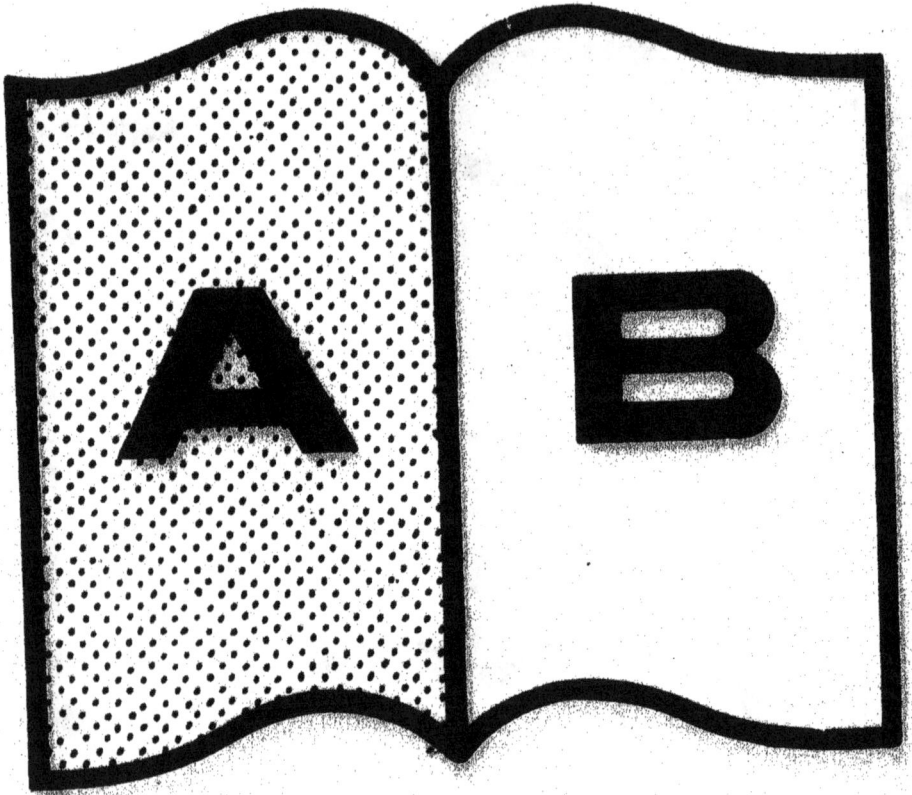

Contraste insuffisant
NF Z 43-120-14